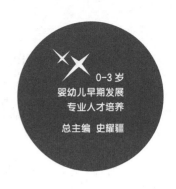

0-3岁
婴幼儿早期发展
专业人才培养

总主编 史耀疆

0—3岁
婴幼儿营养与喂养

黄 建 张 霆 杨 洁◎主编

张淑一 朴 玮 王丽娟 汤 蕾◎副主编

U0237959

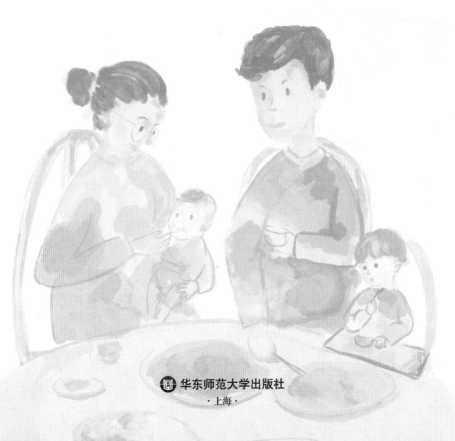

华东师范大学出版社

·上海·

图书在版编目(CIP)数据

0—3岁婴幼儿营养与喂养/黄建,张霆,杨洁主编. —
上海:华东师范大学出版社,2021
(0—3岁婴幼儿早期发展专业人才培养)
ISBN 978 - 7 - 5760 - 1929 - 2

Ⅰ.①0⋯ Ⅱ.①黄⋯②张⋯③杨⋯ Ⅲ.①婴幼儿—
营养卫生②婴幼儿—哺育 Ⅳ.①R153.2②R174

中国版本图书馆 CIP 数据核字(2021)第 217588 号

"0—3岁婴幼儿早期发展专业人才培养"丛书

0—3岁婴幼儿营养与喂养

主　　编　黄　建　张　霆　杨　洁
策划编辑　王　焰
项目编辑　蒋　将
特约审读　马　洁
责任校对　胡　静
版式设计　宋学宏
封面设计　卢晓红

出版发行　华东师范大学出版社
社　　址　上海市中山北路 3663 号　邮编 200062
网　　址　www.ecnupress.com.cn
电　　话　021 - 60821666　行政传真 021 - 62572105
客服电话　021 - 62865537　门市(邮购)电话 021 - 62869887
地　　址　上海市中山北路 3663 号华东师范大学校内先锋路口
网　　店　http://hdsdcbs.tmall.com

印 刷 者　常熟市文化印刷有限公司
开　　本　787×1092　16 开
印　　张　13.25
字　　数　269 千字
版　　次　2022 年 3 月第 1 版
印　　次　2022 年 3 月第 1 次
书　　号　ISBN 978 - 7 - 5760 - 1929 - 2
定　　价　53.00 元

出 版 人　王　焰

编　委　会

目 录

总　序

　　2014年3月,本着立足陕西、辐射西北、影响全国的宗旨,形成应用实验经济学方法探索和解决农村教育均衡发展等问题的研究特色,致力于推动政策模拟实验研究向政府和社会行动转化,从而促成教育均衡的发展目标,陕西师范大学教育实验经济研究所(Center for Experimental Economics in Education at Shanxi Normal University,简称CEEE)正式成立。CEEE前身是西北大学西北社会经济发展研究中心(Northwest Socioeconomic Development Research Center,简称NSDRC),成立于2004年12月。CEEE也是教育部、国家外国专家局"高等学校学科创新引智计划——111计划"立项的"西部贫困地区农村人力资本培育智库建设创新引智基地"、北京师范大学中国基础教育质量监测协同创新中心的合作平台。自成立以来,CEEE瞄准国际学术前沿和国家重大战略需求,面向社会和政府的需要,注重对具体的、与社会经济发展和人民生活密切相关的实际问题进行研究,并提出相应的解决方案。

　　过去16年,NSDRC和CEEE的行动研究项目主要涵盖五大主题:"婴幼儿早期发展""营养、健康与教育""信息技术与人力资本""教师与教学"和"农村公共卫生与健康"。围绕这五大主题,CEEE开展了累计60多项随机干预实验项目。这些随机干预实验项目旨在探索并验证学术界的远见卓识,找到改善农村儿童健康及教育状况的有效解决方案,并将这些经过验证的方案付诸实践、推动政策倡导,切实运用于解决农村儿童面临的健康和教育挑战。具体来看,"婴幼儿早期发展"项目旨在通过开创性的研究探索能让婴幼儿终生受益的"0—3岁儿童早期发展干预方案";"营养、健康与教育"项目旨在解决最根本阻碍农村学生学习和健康成长的问题:贫血、近视和寄生虫感染等;"信息技术与人力资本"项目旨在将现代信息技术引入农村教学、缩小城乡数字化鸿沟;"教师与教学"项目旨在融合教育学和经济学领域的前沿研究方法,改善农村地区教师的教学行为、提高农村较偏远地区学校教师的教学质量;"农村公共卫生与健康"项目旨在采用国际前沿的"标准化病人法"测量农村基层医疗服务质量,同时结合新兴技术探索提升基层医疗服务质量的有效途径。

　　从始至今,CEEE开展的每个项目在设计以及实施中都考虑项目的有效性,使用成熟和前沿的科学影响评估方法,严谨科学地评估每一个项目是否有效、为何有效以及如何改进。

在通过科学的研究方法了解了哪些项目起作用、哪些项目作用甚微后，我们会与政策制定者分享这些结果，再由其推广已验证有效的行动方案。至今，团队已发表论文230余篇，累计120余篇英文论文被SCI/SSCI期刊收录，80余篇中文论文被CSSCI期刊收录；承担了国家自然科学基金重点项目2项，省部级和横向课题50多项；向国家层面和省级政府决策层提交了29份政策简报并得到采用。除此之外，CEEE的科学研究还与公益相结合，十几年来在上述五大研究领域开展的项目累计使数以万计的儿童受益：迄今为止，共为农村儿童发放了100万粒维生素片，通过随机干预实验形成的政策报告推动了3300万名学生营养的改善；为农村学生提供了1700万元的助学金；在800所学校开展了计算机辅助学习项目；为6000户农村家庭提供婴幼儿养育指导；为农村学生发放了15万副免费眼镜；通过远程方式培训村医600人；对数千名高校学生和项目实施者进行了行动研究和影响评估的专业训练……CEEE一直并将继续坚定地走在推动农村儿童健康和教育改善的道路上。

在长期的一线实践和研究过程中，我们认识到要提高农村地区的人力资本质量需从根源着手或是通过有效方式，为此，我们持续在"婴幼儿早期发展"领域进行探索研究。国际上大量研究表明，通过对贫困家庭提供婴幼儿早期发展服务，不仅在短期内能显著改善儿童的身体健康状况，促进其能力成长和学业表现，而且从长期来看还可以提高其受教育程度和工作后的收入水平。但是已有数据显示，中低收入国家约有2.49亿5岁以下儿童面临着发展不良的风险，中国农村儿童的早期发展情况也不容乐观。国内学者的实证调查研究发现，偏远农村地区的婴幼儿早期发展情况尤为严峻，值得关注。我国政府也已充分意识到婴幼儿早期发展问题的迫切性和重要性，接连出台了《国家中长期教育改革和发展规划纲要（2010—2020年）》《国家贫困地区儿童发展规划（2014—2020年）》《国务院办公厅关于促进3岁以下婴幼儿照护服务发展的指导意见》（2019年5月）、《支持社会力量发展普惠托育服务专项行动实施方案（试行）》（2019年10月）和《关于促进养老托育服务健康发展的意见》（2020年12月）。然而，尽管政府在推进婴幼儿早期发展服务上作了诸多努力，国内婴幼儿早期发展相关的研究者和公益组织在推动婴幼儿早期发展上也作了不容忽视的贡献，但是总体来看，我国的婴幼儿早期发展仍然存在五个缺口，特别是农村地区：第一，缺认识，即政策制定者、实施者、行动者和民众缺乏对我国婴幼儿早期发展问题及其对个人、家庭、社会和国家长期影响的认识；第二，缺人才，即整个社会缺少相应的从业标准，没有相应的培养体系和认证体系，也缺少教师/培训者的储备以及扎根农村从业者的人员储备；第三，缺证据，即缺少对我国婴幼儿早期发展的问题和根源的准确理解，缺少回应我国婴幼儿早期发展问题的政策/项目有效性和成本收益核算的影响评估；第四，缺方法，即缺少针对我国农村婴幼儿早期发展面临的问题和究其根源的解决方案，以及基于作用机制识别总结出的、被验证的、宜推广的操作步骤；第五，缺产业，即缺少能够系统、稳定输出扎根农村的婴幼儿早期发展服务人才的职业院校或培训机构，以及可操作、可复制、可持续发展的职业院校/培训机构模板。

自国家政策支持社会力量发展普惠托育服务以来，已经有多方社会力量积极进入到了该行业。国家托育机构备案信息系统自2020年1月8号上线以来，截至2021年2月1日，全国规范化登记托育机构共13477家。但是很多早教机构师资都是由自身培训系统产出，不仅培训质量难以保证，而且市场力量的介入加重了家长的焦虑（经济条件不好的家庭可能无法接触到这些早期教育资源，经济条件尚可的家庭有接受更高质量的早教资源的需求），这都使得儿童早期发展的前景堪忧。此外，市面上很多早教资源来源于国外（显得"高大上"，家长愿意买单），但这并非本土适配的资源，是否适用于中国儿童有待商榷。最后，虽然一些高校研究机构及各类社会力量都已提供了部分儿童早期发展服务人员，但不管从数量上，还是从质量（科学性、实用性）上，现阶段的人才供给都还远不能满足社会对儿童早期发展人才的需求。

事实上，由于自大学本科及研究生等更高教育系统产出的婴幼儿早期发展专业人才很难扎根农村为婴幼儿及家长提供儿童早期发展服务，因此，从可行性和可落地性的角度考虑，开发适用于中职及以上受教育程度的婴幼儿早期发展服务人才培养的课程体系和内容成为我们新的努力方向。2014年7月起，CEEE已经开始探索儿童早期发展课程开发并且培养能够指导农村地区照养人科学养育婴幼儿的养育师队伍。项目团队率先组织了30多位教育学、心理学和认知科学等领域的专家，结合牙买加在儿童早期发展领域进行干预的成功经验，参考联合国儿童基金会0—6岁儿童发展里程碑，开发了一套适合我国农村儿童发展需要、符合各月龄段儿童心理发展特点和规律、以及包括所研发的240个通俗易懂的亲子活动和配套玩具材料的《养育未来：婴幼儿早期发展活动指南》。在儿童亲子活动指导课程开发完成并成功获得中美两国版权认证后，项目组于2014年11月在秦巴山区四县开始了项目试点活动，抽调部分计生专干将其培训成养育师，然后由养育师结合项目组开发的亲子活动指导课程及玩教具材料实施入户养育指导。评估结果发现，该项目不仅对婴幼儿监护人养育行为产生了积极影响，而且改善了家长的养育行为，对婴幼儿的语言、认知、运动和社会情感方面也有很大的促进作用：与没有接受干预的婴幼儿相比（即随机干预实验中的"反事实对照组"），接受养育师指导的家庭婴幼儿认知得分提高了12分。该套教材于2017年被国家卫生健康委干部培训中心指定为"养育未来"项目指定教材，且于2019年被中国家庭教育学会推荐为"百部家庭教育指导读物"。2020年CEEE将其捐赠予国家卫生健康委人口家庭司，以推进未来中国3岁以下婴幼儿照护服务方案的落地使用。此外，考虑到如何覆盖更广的人群，我们先后进行了"养育中心模式"服务和"全县覆盖模式"服务的探索。评估发现有效后，这些服务模式也获得了广泛的社会关注和认可。其中，由浙江省湖畔魔豆公益基金会资助在宁陕县实现全县覆盖的"养育未来"项目成功获选2020年世界教育创新峰会

（World Innovation Summit for Education，简称 WISE）项目奖，成为全球第二个、中国唯一的婴幼儿早期发展获奖项目。

自 2018 年起，CEEE 为持续助力培养 0—3 岁婴幼儿照护领域的一线专业人才，联合多方力量成立了"婴幼儿早期发展专业人才（养育师）培养系列教材"编委会，以婴幼儿早期发展引导员的工作职能要求为依据，同时结合国内外儿童早期发展服务专业人才培养的课程，搭建起一套涵盖"婴幼儿心理发展、营养与喂养、保育、安全照护、意外伤害紧急处理、亲子互动、早期阅读"等方面的课程培养体系，并在此基础上开发这样一套专业科学、经过"本土化"适配、兼顾理论与实操、适合中等受教育程度及以上人群使用的系列课程和短期培训课程，用于我国 0—3 岁婴幼儿照护服务人员的培养。该系列课程共 10 门教材：《0—3 岁婴幼儿心理发展基础知识》与《0—3 岁婴幼儿心理发展观察与评估》侧重呈现婴幼儿心理发展基础知识与理论以及对婴幼儿心理发展状况的日常观察、评估及相关养育指导建议等，建议作为该系列课程的基础内容首先进行学习和掌握；《0—3 岁婴幼儿营养与喂养》与《0—3 岁婴幼儿营养状况评估及喂养实操指导》侧重呈现婴幼儿营养与喂养的基础知识及身体发育状况的评估、喂养实操指导等，建议作为系列课程第二阶段学习和掌握的重点内容；《0—3 岁婴幼儿保育》、《0—3 岁婴幼儿保育指导手册》与《婴幼儿安全照护与伤害的预防和紧急处理》侧重保育基础知识的全面介绍及配套的练习操作指导，建议作为理解该系列课程中婴幼儿心理发展类、营养喂养类课程之后进行重点学习和掌握的内容；此外，考虑到亲子互动、早期阅读和家庭指导的重要性，本系列课程独立成册 3 门教材，分别为《养育未来：婴幼儿早期发展活动指南》、《0—3 岁婴幼儿早期阅读理论与实践》、《千天照护：孕婴营养与健康指导手册》，可在系列课程学习过程当中根据需要灵活穿插安排其中即可。这套教材不仅适合中高职 0—3 岁婴幼儿早期教育专业授课使用，也适合托育从业人员岗前培训、岗位技能提升培训、转岗转业培训使用。此外，该系列教材还适合家长作为育儿的参考读物。

经过三年多的努力，系列教材终于成稿面世，内心百感交集。此系列教材的问世可谓恰逢其时、躬逢其盛。我们诚心寄望其能为贯彻党的十九大报告精神和国家"幼有所育"的重大战略部署，指导家庭提高 3 岁以下婴幼儿照护能力，促进托育照护服务健康发展，构建适应我国国情的、本土化的 0—3 岁婴幼儿照护人才培养体系，提高人才要素供给能力，实现我国由人力资源大国向人力资源强国的转变贡献一份微薄力量！

史耀疆
陕西师范大学
教育实验经济研究所所长
2021 年 9 月

绪　论

一、婴幼儿营养与喂养的重要性与现状

（一）重要性

对于 6 月龄以内的婴儿,母乳是婴儿最为理想的食物,纯母乳喂养能满足婴儿出生后半年内所需要的全部液体、能量和营养素;同时,母乳也被称为人生的第一个功能性食品,母乳尤其是初乳,富含免疫球蛋白及细胞因子,对初生婴儿的免疫系统、肠道成熟和消化吸收都很有帮助。此外,母乳有利于婴幼儿肠道健康、能够促进其肠道微生态环境和肠道功能的成熟,并降低感染性疾病和过敏发生的风险。

而 6 个月至 2 岁则是婴幼儿生长发育的"关键窗口期",仅靠母乳已经不能满足其生长所需,需要额外的膳食来源。合理添加辅食是保证婴幼儿正常生长发育的重要条件,如 6—12 月龄幼儿所需钙的 50% 来自辅食,因此必须给婴幼儿提供高营养素密度和高能量密度的辅食,以便在胃容纳有限的条件下,提供他们生长发育需要的各种营养素和能量。

婴幼儿的营养素需求量是其一生中最高的。对于半岁以内的婴儿,母乳喂养就能满足其生长发育的营养素需求;但对于 6 月龄以上的较大婴幼儿,母乳所提供的能量和营养素则不能满足其快速生长的需要,会出现供给差距,这部分差距需要由辅食来额外补齐。如 6—8 月龄、9—11 月龄、12—24 月龄的婴幼儿,在能量需求方面,母乳所提供的能量占每日所需总能量的比例分别约为 2/3、1/2 和 1/3,即辅食应提供 1/3、1/2 和 2/3 的日需要能量。对于微量营养素,需要由辅食额外补充的包括铁、锌、磷、烟酸、镁、钙、维生素 B_6、维生素 B_1、维生素 B_2、铜、维生素 A 和维生素 C。因此,在营养满足方面,辅食对于满 6 月龄的婴幼儿来说是不可缺少的。如果能量和微量营养素不能补齐每日所需,则容易出现生长迟缓和微量营养素缺乏等营养不良状况。但如辅食每日提供的能量高出需求量,长期如此则属过度喂养,易产生永久性的肥胖风险。

婴幼儿时期喂养主要包括母乳喂养、辅食添加及辅食营养补充、特殊情况下的喂养等。此期间婴幼儿因摄入营养素含量不充分、各营养素之间比例不恰当等原因导致的营养摄入不足、不均衡会产生近期和远期的不良后果,近期表现为体格和智力发育迟缓、患病率和死亡率增加,远期后果是它可能影响儿童智力潜能的发挥、学习和工作能力以及生殖能力的下降,决定着其成年后是否拥有良好的健康状况和劳动生产能力,并会增加婴幼儿成年后患慢性病的危险。然而,我国婴幼儿目前仍然存在着较高的低体重率、生长发育迟缓和贫血等营养不良的发生率。2002 年、2012 年全国营养监测数据均显示,我国婴幼儿在开始添加辅食之后,营养不良发生率迅速上升,城市地区母乳喂养率低,农村地区辅食质量差、喂养不科学和不合理等是造成婴幼儿营养问题的主要原因。这些问题的产生,不仅会对个体产生不可逆转的终身影响,还会对全社会劳动力人口的整体素质产生影响,同时也会增加全社会疾病负担,对社会经济效益造成巨大的损失。因此,关注0—3岁婴幼儿的营养与喂养具有重要意义,此阶段婴幼儿营养状况直接影响并决定着婴幼儿成年后的身体水平,同时也决定着国家的社会发展水平、人力资源能力及总体经济活力程度。

(二)现状

世界卫生组织的数据显示,全球每年有将近800万的5岁以下儿童死亡,其中约50%左右的儿童(即约400万)是由食物中营养素含量不充分、各营养素之间比例不恰当等直接营养摄入不足或由于经济落后而导致的食物单一、膳食结构不合理等间接营养摄入不足造成的。世界卫生组织还认为,营养不良与5岁以下儿童35%的疾病负担相关。在全球,由于营养不良和反复感染,致使30%的5岁以下儿童(1.86亿)发育迟缓,18%的儿童(1.15亿)身高(长)别体重Z评分(WHZ)偏低;在许多国家,6—23月龄的母乳喂养婴幼儿中只有三分之一达到了与年龄适当的饮食多样化和喂养频率的标准。而采用最佳的母乳喂养和辅食营养补充喂养方法,每年可拯救150万名5岁以下儿童的生命。另一方面,在美国等个别发达国家或包括我国在内的发展中国家的个别发达地区,婴幼儿因营养素摄入过多而导致的肥胖与超重,会增加他们在成年后患高血压、糖尿病、心脑血管疾病等慢性病的风险,因此肥胖与超重同样成为婴幼儿营养的主要问题和必须面对的挑战。2016年世界卫生组织的统计结果显示,全球约有4100万5岁以下超重儿童。在全球20个人口最密集的国家中,美国儿童肥胖比例最高,达到12.7%,孟加拉国儿童肥胖比例最低,但也达到大约1.2%。

基于以上数据可以看出,目前全球0—3岁婴幼儿营养状况的主要问题是,以营养不足和摄入不均衡为主,但同时在个别地区存在因摄入过量而导致的超重与肥胖。因此,实施包括及时的母乳喂养、辅食干预等在内的早期营养干预,对于提高喂养水平,预防营养缺乏,改善较大婴儿和幼儿的营养与健康状况具有重要的作用。而导致出现喂养不当的直接原因,主要包括照养人喂养知识的缺乏与错误、喂养行为不当、经济收入不足等,其中喂养知识的缺乏和错误最为突出,因此我们需要对此部分工作加以重视并加强指导与宣传教育。

二、国内外相关指南及策略

一些国际组织、发达国家政府关注到了婴幼儿营养的重要性及干预的必要性和紧迫性,相继颁布了多项法规、指南,施行了多项政策,均取得了较好的成效。就我国而言,由于农村地区婴幼儿照养人喂养知识的缺乏问题较为突出,所以我们需重点解决占有很大比例的农村贫困地区儿童的早期发展问题,共同从根源上促进儿童早期的全面发展。

国际组织和部分发达国家以及我国政府根据相关研究均制定了具有各自适用性与代表

性的婴幼儿喂养指南,各指南对辅食添加时间、顺序及种类、铁的补充、食物过敏等问题进行了全面介绍和总结。

(一) 国际组织和部分发达国家在喂养方面开展的工作

1. 国际组织在喂养方面开展的工作

为保护和促进母乳喂养,1981 年第 34 届世界大会通过了《国际母乳代用品销售守则》。2002 年世界卫生组织(WHO)和联合国儿童基金会(UNICEF)联合制定了《婴幼儿喂养全球策略》,其目的在于通过最优的喂养方式改善婴幼儿营养状况、生长发育、健康状况及生存率,此策略主要通过"各国政府应制订婴幼儿喂养政策、所有母亲应当为 6 个月以内的婴儿提供纯母乳喂养并确保给 6 月龄以上婴幼儿提供安全卫生的辅食、卫生工作者应提供有效的喂养咨询服务等"几个领域向全社会发起了关于婴幼儿喂养的策略性建议。此后,WHO 在 2010 年发布的《评估婴幼儿喂养行为的指标》中分别从定义、测量和国家概况三个独立分册对评估内容进行了介绍,其中测量分册提供了评估婴幼儿喂养行为的 8 个核心指标和 7 个选择性指标,这为婴幼儿喂养的有效评估提供了很好的技术支持。2004 年的《哥本哈根共识》中列出的"为营养不良提供微量营养素"、2008 年的《哥本哈根共识》中列出的"用营养素强化解决营养不良和微量营养素强化"、2012 年的《哥本哈根共识》中列出的"降低 5 岁以下儿童慢性营养不良的综合干预"都分别为婴幼儿营养与喂养值提供了理论依据。2015 年 WHO 颁布了成人儿童糖摄入指南,其强烈建议在儿童的糖摄入中,游离糖(如蔗糖、果葡糖浆、蜂蜜等)的摄入应减少至总能量摄入量的 10% 以下,同时建议,在特定条件下,儿童游离糖的摄入量应减少至总能量摄入量的 5% 以下。2020 年 2 月,UNICEF 发布了《辅食喂养期改善婴幼儿膳食的项目指南》,这一指南不同于以往基于证据的针对改善辅食喂养实践的干预与策略,而是明确指出了针对改善营养安全的辅食的可用性、可获得性与消费干预措施与方法,同时其也描述了最新的改善辅食喂养的依据,探讨了幼儿膳食的决定因素,介绍了通过食物、水、卫生、社会保护系统为幼儿提供营养的行动框架。整体来看,此指南为监测和评价辅食喂养程序和结果提供了新的指导依据。

2021 年 4 月,WHO 发布了新的《评估婴幼儿喂养实践的指标体系》(简称《指标体系》),此版新的《指标体系》所纳入的指标在整体上涵盖了 3 个方面:能够用于趋势性评估的指标;能用于人群风险、目标干预及政策制订的目标性指标;能用于监测干预过程和评价干预影响的监测评价类指标。在新的《指标体系》中,WHO 共提出了 17 个喂养指标,并对 2008 年《指标体系》的 16 个指标内容进行了修改。

2. 部分发达国家在喂养方面开展的工作

2004 年,美国膳食协会(ADA)与嘉宝产品公司联合制定了《婴幼儿健康喂养指南》;

2012 年美国儿科学会出版了新的《儿科营养学手册(第七版)》,2015 年已被翻译为中文版本《儿童营养学》(第七版);2013 年,加拿大制定了《加拿大安大略省 0—6 岁儿童分阶喂养指南》。此外,澳大利亚国家健康医学研究学会在 2012 年制定了新的《婴幼儿辅食喂养指南》。2007 年,日本厚生劳动省发布了《离乳期食品喂养指南》。这些指南与手册都从不同方面指导了婴幼儿的营养与喂养工作。

(二) 我国在喂养方面开展的工作

1. 《中国儿童发展纲要(2001—2010 年)》

我国政府历来十分关心和重视儿童的营养问题,国务院颁布的《中国儿童发展纲要(2001—2010 年)》提出了我国儿童发展的目标,其中将婴儿母乳喂养率以及适时、合理添加辅食等都列入了目标当中。为此,我国政府专门制定了《婴幼儿喂养策略》、《母乳代用品销售管理办法》、《爱婴医院管理监督指南》等管理办法。截至 2010 年,《中国儿童发展纲要(2001—2010 年)》的主要目标基本实现,2011 年我国政府依照国情重新制定了《中国儿童发展纲要(2011—2020 年)》。

2. 《中国婴幼儿喂养指南》、《婴幼儿喂养与营养指南》及《婴幼儿喂养建议》

《中国婴幼儿喂养指南》在 1997 年中国营养学会修订并发布的《中国居民膳食指南(1997 版)》中提出了两条内容:鼓励母乳喂养、母乳喂养 4 个月后逐步添加辅助食品。在《中国居民膳食指南(2007 版)》中,形成了完善的婴幼儿喂养/膳食指南体系。在中国营养学会发布的《中国 0—2 岁婴幼儿母乳喂养指南(2016)》中,将 2 周岁前划分为"6 月龄内"和"7—24 月龄"两个阶段,同时明确指出,0—6 个月婴儿应坚持纯母乳喂养;婴儿出生后数日应开始补充维生素 D,但不需要补钙,且婴儿配方奶是在不能进行纯母乳喂养时的无奈选择;对 7—24 月龄幼儿,提倡顺应喂养,鼓励但不强迫进食;辅食不应加调味品,尽量减少糖和盐的摄入;注重饮食卫生和进食安全。

2009 年《中华儿科杂志》编辑委员会、中华医学会儿科学分会儿童保健学组为全国儿童保健医生以及儿科临床医护人员在《婴幼儿喂养建议(2009)》中提供了针对婴幼儿喂养的具体临床指导建议。2016 年,《中华儿科杂志》编辑委员会及中华医学会儿科学分会儿童保健学组在《婴幼儿喂养建议(2009)》的基础上,撰写了适用社区儿童保健医师及全科医师的《0—3 岁婴幼儿喂养建议(基层医师版)》。

2019 年中华预防医学会儿童保健分会按照《中国儿童发展规划纲要(2010—2020)》编制了《婴幼儿喂养与营养指南》。

2020 年 5 月国家卫生健康委员会发布了《婴幼儿辅食添加营养指南》,其对健康足月出生的满 6 月至 24 月龄的婴幼儿进行辅食添加的基本原则、分年龄段辅食添加的指导及辅食制作要求进行了具体的规定。

我们国家在上述方面开展的工作为我国0—3岁婴幼儿科学合理的营养与喂养奠定了坚实的基础。

三、我国婴幼儿营养与喂养现状

研究表明,辅食多样性、餐次等相关的喂养情况越差,婴幼儿的生长迟缓率、低体重率、消瘦率和营养不良患病率则越高,这说明喂养不当会影响婴幼儿的营养状况。

(一)我国婴幼儿营养现状

生长迟缓是由儿童在婴儿和早期多种营养不足长年积累导致的,它从6月龄开始,18月龄达到高峰,一直持续到3岁半。2010—2013年中国居民营养与健康监测项目资料表明:6岁以下儿童生长迟缓率为8.1%,城市4.2%,农村11.3%,其中贫困农村儿童生长迟缓率最高,达19.0%,是大城市的7倍。低体重率的发生主要集中在15月龄内,12月龄后低体重率增加,6岁以下儿童城乡低体重率为2.5%,而贫困农村低体重率为5.1%。低体重和生长迟缓常常互相替代用以描述慢性营养不良,生长迟缓反映的身高损失和相应的智能、体能、骨骼等后果是不可弥补的,而低体重的后果可以弥补。在超重与肥胖方面,我国的情况同样不容乐观,《中国居民营养与健康状况监测报告2010—2013》结果显示,我国6岁以下儿童超重率为8.4%,城市和农村均为8.4%;肥胖率为3.1%,城市和农村分别为3.1%和2.9%。相较于2002年,超重率和肥胖率分别上升了1.9和0.4个百分点,而城市和农村儿童的超重率分别增加了0.7和2.9个百分点,农村地区儿童的超重率在快速上升。

在贫血方面,2013年监测结果显示,我国城乡6—12月龄婴幼儿的贫血率最高可达31.3%,仍处于高发水平。贫血会影响智力发育,导致发育迟缓、行为异常、降低人体免疫力。此外,3—12岁儿童维生素A缺乏率为9.3%(城市为3.0%,农村为11.1%)。农村有20%的儿童缺锌,同时还存在缺乏其他微量营养素的问题,如钙、维生素D、B_2等。

与2002年全国调查数据相比,2010—2013年的调查显示我国儿童在生长迟缓、低体重、消瘦、贫血方面得到很大改善,但不可忽视的是,随着我国经济的快速发展,居民生活水平的改善,喂养过度带来的超重肥胖儿童逐渐增加。

由此可见,我国大部分地区婴幼儿的生长发育状况还不尽人意,尤其是广大农村地区。并且婴幼儿发生营养不良或生长迟缓的时间在6月龄以后,正好与辅食添加的时间相吻合。

(二)喂养现状与问题

根据2010—2013年全国居民营养与健康状况监测结果,喂养合理性相关指标、现状及问题包括以下几个方面：

1. 6 月龄内纯母乳喂养率低

我国 6 月龄内婴儿的纯母乳喂养率为 20.8％,城市和农村分别为 19.6％和 22.3％,城市低于农村。6 月龄内婴儿的基本纯母乳喂养率为 48.3％。另外,与 2002 年相比,4 月龄内婴儿的基本纯母乳喂养率由 71.6％下降到 56.5％,下降了 15.1 个百分点。

2. 辅食添加过早(早于 4 月龄)和过晚(晚于 8 月龄)

我国婴幼儿开始辅食添加的平均月龄为 5.5 月,其中大城市、中小城市、普通农村、贫困农村的平均月龄在 5.3—5.9 之间,略早于我国推荐的满 6 月龄。但按月龄细化时,大城市、中小城市、农村、贫困农村这四类地区在辅食添加过早和过晚的情况上存在一定的差距,具体见表 1。总体上看,普通农村和贫困农村普遍存在过早和过晚添加辅食的情况。

表 1　四类地区辅食添加过早和过晚的情况

	大城市(％)	中小城市(％)	普通农村(％)	贫困农村(％)
添加早于 4 月龄	5.1	8.1	11.4	20.6
添加晚于 8 月龄	1.6	3.7	9.3	6.9

3. 膳食食物种类缺少多样性

对于母乳喂养的 6—23 月龄婴幼儿,过去 24 小时内除母乳外添加辅食种类达到 4 种或以上情况的仅为 27.9％,其中城市为 45.1％,农村为 22.6％。

4. 辅食餐食次数少

对于母乳喂养的 6—23 月龄婴幼儿,过去 24 小时内除母乳外添加辅食餐食次数,6—8 月龄应两次及以上,9—23 月龄应三次及以上,达到最低餐食次数要求的城市和农村分别仅为 63.7％和 48.1％。

（三）家庭辅食质量的主要问题

辅食质量是直接影响婴幼儿营养状况的因素。适时添加与婴幼儿发育水平相适应的不同口味、不同质地和不同种类的食物,可以促进婴幼儿味觉、嗅觉、触觉等感知觉的发展,锻炼其口腔运动能力,包括舌头的活动、啃咬、咀嚼、吞咽等,有助于其神经心理,以及语言能力的发展。因此,婴幼儿喂养在关注婴幼儿辅食餐次和食物多样性的同时,还应该关注所添加辅食的质量,包括辅食种类搭配、营养密度、颗粒大小与质地软硬等。家庭在辅食方面普遍存在食材选择、制作等方面的误区,主要如下：

1. 辅食成人化

许多农村父母不知道从 6 月龄开始应该给孩子添加辅食,很少为婴幼儿单独制作辅食,而是大人吃什么就喂给孩子什么。由于婴幼儿各种与消化吸收相关的组织器官功能都没有发育完善,例如口腔容积小、唾液淀粉酶少、牙齿尚未出齐、咀嚼肌力较弱、胃容量较小等,这就要求添加的食物要适应婴幼儿的生理发育特点,要有别于成人的饮食,如果食用不适宜的辅食,有可能造成腹泻等症状,从而加剧营养不良的发生。

2. 把儿童嗜好性食品当作辅食

部分照养人经常把一些仅仅口味适宜的含乳饮料、速食食品和休闲食品当作孩子的营养食物,如含乳量很少的含乳饮料、高盐膨化食品、果冻等口味重且营养素密度低的休闲食品,用来满足孩子的口感喜好。这容易使儿童喜欢口味重的食品,拒绝低盐低糖的食品。

3. 辅食营养密度低

辅食的营养密度越高,婴幼儿每餐所摄入的营养素也就越多。而我国大多数婴幼儿家庭辅食,多以谷物为基础的粥类作为婴幼儿整个辅食期的主要食物来源。它属于水分过多性辅食,体积大、营养密度低并且含有大量抗营养因子,摄入总能量低于 WHO 推荐标准,容易出现婴幼儿生长速度减慢等情况。另外,微量营养素摄入也存在普遍不足状况。目前比较普遍的矿物质和微量元素摄入不足包括铁、钙、锌、维生素 A、维生素 D 以及 B 族维生素。

四、主要内容概述

本教材分为两册,其中第一册《0—3 岁婴幼儿营养与喂养》主要偏重于理论指导,第二册《0—3 岁婴幼儿营养状况评估及喂养实操指导》主要偏重于实践操作。

第一册《0—3 岁婴幼儿营养与喂养》的绪论主要从总体上对国内外婴幼儿营养与喂养的情况进行介绍,并对全书的主要内容进行说明;在第一章的"食物营养"中,主要对食物中的营养素与食物的种类进行了介绍;第二章主要从婴幼儿消化系统结构、营养素的消化吸收能力及婴幼儿进食有关的感知能力和动作能力三个方面对"0—3 岁婴幼儿进食与相关能力发育"情况进行了阐述;第三章"0—3 岁婴幼儿喂养",主要讲解了婴幼儿月(年)龄的计数方法、母乳的喂养与支持及 6 个月—2 岁婴幼儿辅食喂养原则和 2—3 岁幼儿喂养原则;第四章"0—3 岁婴幼儿营养状况评估",主要从体格指标、膳食调查和实验室检查三个方面讲解了婴幼儿营养状况的评估方法;第五章"0—3 岁婴幼儿营养不良",针对常见的婴幼儿营养不良情况,主要从蛋白质-能量营养不良、微量营养素缺乏、超重和肥胖这三个方面进行了介绍,并重点介绍了各种营养不良的评估方法与防治措施;第六章"食品安全与家庭厨房卫生要求"中,对食品安全危害来源与预防、家庭厨房食品卫生要点及婴幼儿商业化专用食品分别进行了具体的介绍与说明。

第二册《0—3岁婴幼儿营养状况评估及喂养实操指导》主要从实例出发,结合具体问题对第一册相关理论知识进行了针对性的解释与说明。其中第一章,主要介绍婴幼儿辅食食材选择的营养学依据,从营养需求、食物营养特点、高营养素含量食材,到平衡膳食宝塔,为后续章节婴幼儿喂养的食材选择奠定了基础;第二章介绍了符合婴幼儿进食和消化能力发育特点的喂养照护方法,让父母和照护人员了解消化道系统和进食相关能力发育的规律,并根据婴幼儿的营养需要、消化能力、进食能力和感知觉的发展特点制备适合的食物,并采取适宜的喂养方式;第三章介绍了婴幼儿喂养在家庭和照护机构的科学实施,即如何进行母乳喂养的支持,如何计算月龄,如何安排一日膳食与辅食制作,并对常见辅食喂养问题进行分析与指导;第四章结合具体实例,对婴幼儿营养状况及膳食合理性进行评估分析,并分别给出喂养指导;第五章分别针对超重肥胖婴幼儿和微量营养素缺乏婴幼儿给出家庭营养补充的指导;第六章介绍家庭日常食物的安全小知识,指导辅食食材的选购、存放与使用,以期从食品安全角度保障婴幼儿健康。

全书第一册与第二册分别从理论与实践两个方面对婴幼儿营养与喂养进行了介绍,两册之间做到了理论与实践相互联系,整体内容相辅相承,前后呼应,可以使读者在理论与实践两个方面得到学习与提高。

五、我国0—3岁婴幼儿营养与喂养相关工作的发展蓝图

根据我国婴幼儿喂养指南工作的内容,我国目前已形成了针对0—3岁婴幼儿的统一喂养理念,即6月龄内纯母乳喂养,6月龄以后根据婴幼儿实际情况,添加辅食,并适量添加婴幼儿辅食营养补充剂。

0—3岁婴幼儿营养与喂养工作应继续按照《中国儿童发展规划纲要(2011—2020年)》的总体目标、2002年5月第五十五届世界卫生大会通过的《婴幼儿喂养全球战略》的总体规划和根据上述内容编制的"婴幼儿喂养与营养指南"及《"健康中国2030"规划纲要》和《国民营养计划(2017—2030年)》中关于婴幼儿喂养的要求,从持续推动母乳喂养、优化辅食喂养方式、加强辅食喂养的营养教育、研究和生产更具营养功效的辅食营养补充食品等方面,推动其深入有效地发展。并在此基础上根据新的情况、新的经验与任务,适时主动地提出新的规划、新的部署,以达到长期保障婴幼儿健康、促进未来我国婴幼儿生长发育的目的。

此外,根据实际需要,在已有投入的基础上加大对0—3岁婴幼儿早期发展领域的投入,尤其是在营养与喂养技术、干预效果评估技术及占有很大比例的农村地区婴幼儿的早期发展阶段的投入,这也应当成为促进婴幼儿健康成长的重要发展方向。

六、本书编写团队、面向群体

本书由中国疾病预防控制中心营养与健康所、首都儿科研究所、深圳市慢性病防治中心的骨干研究人员编写。围绕婴幼儿喂养中存在的问题与导致的危害，在普及基础知识的同时，系统阐述了针对婴幼儿生长发育的合理喂养、科学评估、积极预防与有效干预的技能与方法，并全面介绍了婴幼儿喂养过程中所涉及的食品安全与卫生的各项要求，旨在指导婴幼儿喂养的实践工作。

本书主要面向即将步入基层照护服务岗位的中职及高职水平的在校学生及社会人群，他们将是我国基层照护服务工作的具体执行者与指导者。因此，本书遵照理论与实践相结合的理念，在介绍理论的同时，明确地指出实践操作的重点，以帮助未来的基层照护服务工作者们不仅能够普及婴幼儿喂养的基础知识，还能准确地指导基层群众的婴幼儿喂养方式，从而有效地改善婴幼儿的营养水平，提高婴幼儿未来的生长发育质量。

参考文献

[1] 胡玥玮.大连西岗区白云街道0—3岁婴幼儿肥胖现状与干预[J].医护论坛，2016(7)：278.

[2] 霍军生，孙静，黄建，等.婴幼儿辅食营养补充品技术指南[M].北京：中国标准出版社，2013.

[3] 卫生部妇幼保健与社区卫生司.婴幼儿喂养策略[EB/OL].[2007-07-18].http://www.nhc.gov.cn/.

[4] 徐秀.加拿大安大略省0—6岁儿童分阶段喂养指南[J].中国循证儿科杂志，2013,8(4)：308-312.

[5] 岳爱，蔡建华，白钰，等.中国农村贫困地区0—3岁婴幼儿面临的挑战及可能的解决方案[J].华东师范大学学报，2019(3)：1-16.

[6] 张金凤，方秉华，龚群，等.上海市散居儿童单纯性肥胖现况调查[J].中国妇幼健康研究，2007,18(1)：6-8.

[7] 中国营养学会.中国居民膳食指南(1997版)[EB/OL].[2019-01-30].http://dg.cnsoc.org/article/1997b.html.

[8] 中国营养学会膳食指南修订专家委员会妇幼人群指南修订专家工作组.中国

居民膳食指南[M].北京：人民卫生出版社,2016.

[9] 中华预防医学会儿童保健分会.婴幼儿喂养与营养指南[J].中国妇幼健康研究,2019,30(4):392-417.

[10]《中华儿科杂志》编辑委员会,中华医学会儿科学分会儿童保健学组.婴幼儿喂养建议[J].中华儿科杂志,2009,47(7):504-507.

[11]《中华儿科杂志》编辑委员会,中华医学会儿科学分会儿童保健学组.婴幼儿喂养建议[J].中华儿科杂志,2016,54(12):883-890.

[12] American Academy of Pediatrics Committee on Nutrition. *Pediatric Nutrition* [M]. 7th ed. Elk Grove village IL: American Academy of Pediatrics, 2013.

[13] Gerber Products Company, American Dietetic Association. *Start Healthy Feeding Guidelines for Infants and Toddlers* [R]. Anaheim: American Dietetic Association, 2004.

[14] National Health and Medical Research Council. *Infant Feeding Guidelines: Information for Health Workers* [M]. Canberra: National Health and Medical, 2012

[15] UNICEF. *Programing guidance: Improving Young Children's Diets During Complementary Feeding Period* [R]. New York, 2020.

[16] WHO, UNICEF. *Global Strategy for Infant and Young Child Fending* [R]. Geneva: WHO, 2003.

[17] WHO. *Guideline: Sugars Intake for Adults and Children* [R]. Geneva: WHO, 2015.

[18] WHO. *Indicators for Assessing Infants and Young Children Feeding Practices* [R]. Geneva: WHO, 2003.

[19] WHO. *Infant and Children Feeding* [R]. Geneva: WHO, 2009.

第一章

食物营养

学习目标

1. 了解营养素的基本知识。

2. 了解食物成分、人体营养素需求与合理膳食。

3. 了解不同食物种类的营养特点。

思维导图

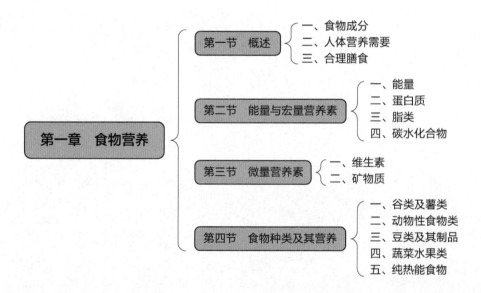

食物是人类赖以生存的物质基础,可以提供人体所必需的各类营养素。然而,不同食物中所含营养素的质与量各不相同,如果摄入的食物品种和数量比例不平衡,那么就很容易导致人体出现营养素摄入过多或不足的情况。因此,合理膳食是实现均衡营养的根本途径,再配合运动,能增进个人健康,增强体质,减少慢性疾病的发生风险。

本章作为后续章节的基础性内容,主要介绍了食物的营养成分、人体营养素需求与合理膳食以及食物种类及营养特性等内容,建议家长和照护人员掌握。

第一节 概 述

每日摄入的肉、蛋、奶、粮谷、果蔬、调味品等食物共同构成了一个人的一日膳食。那么如何知道膳食中的能量及各种营养素摄入是否适宜、食物搭配是否合理呢？营养学家们用流行病学的方法，对人类膳食与营养健康关系进行了研究和总结，按不同人群建立了膳食营养素参考摄入量，并结合各类食物所提供的营养成分，给出了各个人群膳食搭配的指导，使膳食中的营养素达到品种齐全、数量适宜，以满足不同人群生存、生活和健康的需要。

一、食物成分

（一）营养素

营养素（nutrient）指能在体内消化吸收和代谢、用以提供能量、构成和修补身体组织及调节生理功能的物质。换句话说，营养素是为了维持机体繁殖、生长发育和生存等一切生命活动和过程，需要从外界环境中摄取的物质。

根据不同营养素的化学性质和生理作用可将营养素分为蛋白质、脂类、碳水化合物、矿物质以及维生素。人体对蛋白质、脂类、碳水化合物的日需求量较大，通常以克（g）计，故称蛋白质、脂类、碳水化合物为宏量营养素；对矿物质、维生素的日需求量较为微量，通常以微克（μg）或毫克（mg）计，故称矿物质、维生素为微量营养素。宏量营养素、微量营养素及其分类详见表1-1。

表1-1 宏量营养素、微量营养素及其分类

分类	主要类别	营 养 素
宏量营养素	蛋白质	氨基酸、肽类、蛋白质
	脂类	脂肪、类脂
	碳水化合物	糖、寡糖、多糖
微量营养素	维生素	脂溶性：维生素A、维生素D、维生素E、维生素K
		水溶性：维生素B_1、维生素B_2、维生素B_6、维生素C、泛酸、叶酸、烟酸、维生素B_{12}、胆碱、生物素

分类	主要类别	营养素
	矿物质	常量元素：钙、磷、钾、钠、镁、氯、硫等
		微量元素：铁、碘、锌、硒、铜、氟、锰、钼、铬、钴、镍、锡、硅、钒等

（二）水与其他膳食成分

由于水在自然界中广泛存在，因而在营养学中有的把它作为一类营养素叙述，有的将其作为膳食的其他成分。另外，除上述提到的宏量营养素和微量营养素外，食物中还有许多具有生物活性的物质，特别是植物化学物质，对人类健康的影响已日益引起关注。

1. 水

水是由氢、氧两种元素组成的无机物，其化学式为 H_2O，在常温常压下为无色、无味、无固定形状的透明液体。水是人体中含量最多的成分，不同年龄、性别和体型的人，其体内含水量存在明显差异。年龄越小，含水量越多。0—6 月龄的新生儿和婴儿，体内水分可达体重的 80% 左右，随着年龄的增长，总体水含量会逐渐减少，12 岁以上逐渐减至成人水平——65% 左右。

水的生理功能主要包括：

（1）人体组织的主要成分。水是保持细胞形态及构成人体体液必需的物质，其广泛分布在组织中，构成人体的内环境。各组织器官的含水量相差很大，血液中最多，脂肪组织中较少。

（2）参与人体内新陈代谢。水可使水溶性营养物质以溶解状态和电解质离子状态存在于体液中，促进营养物质的吸收和运送，协助代谢废物通过大小便、汗液及呼吸等途径排出体外。

（3）调节体温。水的比热较大，1 g 水每升高 1℃需要约 4.2 J 的热量，一定量的水可吸收在代谢过程中产生的大量能量，使体温不至于显著升高。所以，当人体感冒发烧时，医生会建议多喝水。另外，水的蒸发热也较大，在 37℃体温的条件下，每蒸发 1 g 水可带走 2.4 kJ 的热量。因此，经由皮肤蒸发水来分散热量是维持人体体温恒定的重要途径。

（4）润滑作用。水参与形成关节的润滑液、消化系统的消化液、呼吸系统及泌尿生殖系统的黏液，对器官、关节、肌肉、组织起到缓冲、润滑和保护作用。

水在体内维持动态平衡状态，即摄入的水量与排出的水量大体相等。人体通过足量饮水能够补偿经由尿液、粪便、呼吸和皮肤等途径排出的水分。体内水的来源包括饮水、食物中的水及内生水。内生水指主要来源于蛋白质、脂肪和碳水化合物代谢产生的水。每日摄入的水来源于食物中的水（包括母乳，母乳含水约88%）、白开水、矿泉水、纯净水以及饮料。对于0—3岁婴幼儿来说，在非特殊或非必要的情况下，不推荐饮用饮料，水的来源应主要来自白开水与食物中的水。

水摄入不足会对健康造成危害。在腹泻、呕吐、胃部引流等病理性情况下，如果水和无机盐丢失过多，则需要通过补液治疗处理。一旦失去体内水分的10%，生理功能就会发生严重紊乱，失去体内水分的20%，人很快就会死亡。

水摄入过量也会对健康造成危害。人体水摄入量超过肾脏排出的能力时，就会导致水分在体内大量存留，引起血浆渗透压下降和循环血量增多，从而引起水中毒。

婴幼儿体内水占体重的比例较大，单位体重的基础代谢率高于成人，而肾脏功能发育尚未成熟，所以更容易发生体液和电解质失衡。因此，适宜的水摄入量对婴幼儿尤其重要，但0—6月龄纯母乳喂养的健康婴儿不需要额外喝水或补充水分，因为母乳的含水量为88%，完全可以满足6个月龄以内健康婴儿对水分的需要。

2. 植物化学物

在人类的食物中，除了基础的营养素以外，已经发现许多其他非营养因子的生物活性物质对于机体健康起重要作用，包括改善健康状态（生理和心理方面）和减少疾病（如心血管、癌症、骨质疏松等）。其中特别受关注的植物化学物包括类胡萝卜素、植物固醇、皂苷、多酚、蛋白酶抑制剂、单萜类、植物性雌激素、硫化物、植酸等。有专家认为，将来此类物质有可能像微量营养素一样，有其推荐的摄入量。

3. 其他成分

天然食物中还有一些其他成分，如酪蛋白磷酸肽、谷胱甘肽、谷氨酰胺、乳铁蛋白、牛磺酸、半胱氨酸、辅酶Q_{10}、肉碱等，对人类的营养健康具有特定的作用。

二、人体营养需要

营养素在人体内的主要生理功能多样，具体包括：提供能量；构成细胞组织，供给生长、发育和自我更新所需要的材料；调节机体生理活动。

当人体膳食摄入的能量和各种营养素的量满足不同生理阶段、不同劳动环境及不同劳动强度下的生理功能需要时，可使机体处于良好的健康状态。营养学家们根据各个人群对营养的需求特点，为达到合理的营养素摄入，制定了一整套用于指导膳食的营养素参考摄入量。

膳食营养素参考摄入量（dietary reference intakes，DRIs）是评价膳食营养素供给量能否满足人体需要、是否存在过量摄入风险以及是否有利于预防某些慢性非传染性疾病的一组数据。它包括六个指标，分别为平均需要量、推荐摄入量、适宜摄入量、可耐受最高摄入量、宏量营养素可接受范围，以及预防非传染性慢性病的建议摄入量。

1. 平均需要量

平均需要量（estimated average requirement，EAR）指某一特定性别、年龄以及生理状况群体中个体对某营养素每日需要量的平均值。该数值根据流行病学中统计学的原理，统计体格发育没有疾病的正常人群的营养素摄入量后绘制成正态分布曲线，计算曲线下面积，达到50%（曲线最高点）对应的横坐标则为 EAR。当满足这个量时，机体能够正常生长和繁育，一般不会出现缺乏病的显著症状。

若个体对某营养素摄入量仅达到 EAR 水平，意味着其缺乏这种营养素的风险为50%。若一人群对某营养素的摄入量为 EAR 水平，意味着这群人中有50%营养素摄入量足够，另外有50%存在缺乏风险。该指标主要应用于大人群营养改善的目标设定和效果评估，以及判断个体某营养素摄入量不足的可能性，而不用于个体的营养指导，因为个体营养指导是为了给予足够的营养。例如1—3岁幼儿钙的 EAR 为500毫克/天（mg/d），当一个2岁孩子对钙的摄入量为500 mg/d 时，表示这个孩子钙摄入量不足的概率为50%，而这对于需要营养素充足的个体的指导来说没有意义。

2. 推荐摄入量

推荐摄入量（recommended nutrient intakes，RNI）指可以满足某一特定性别、年龄及生理状况群体中绝大多数个体（97—98%）对某营养素每日需要量的水平值。其原理同 EAR，计算正态分布曲线下面积，达到97—98%对应的横坐标则为 RNI。

若个体对某营养素摄入量达到 RNI，则缺乏风险的概率为2—3%。因此，RNI 主要作为个体每日对摄入某营养素的目标值。例如1—3岁幼儿对钙的 RNI 为600 mg/d，这就意味着当一个2岁孩子对钙的摄入量达到600 mg/d 时，表示这个孩子对钙的摄入量不足的概率仅为2—3%，缺乏概率很低。

3. 适宜摄入量

通常在研究资料不足而不能推算出 RNI 时，可通过设定适宜摄入量来替代。适宜摄入量（adequate intakes，AI）指通过观察或实验获得的健康群体对某营养素的每日摄入量。例如，对于0—6月龄纯母乳喂养的婴儿来讲，由于其全部营养素来自母乳，所以我们将其摄入母乳中的营养素数量值作为该月龄段婴儿对所需各种营养素的 AI，营养素数量的计算则是通过将健康婴儿每日摄入母乳的总量以及母乳中某一营养素平均含量的比例相乘得到。

营养素摄入过多或过少，都有危险性（见图1-1），若个体对某营养素的摄入量达到 AI，则基本不会出现缺乏的风险。其用途与 RNI 相似,主要也是作为个体营养素摄入量的目标值。通常,AI 等于或高于 RNI。换言之,当某一营养素摄入量等于或高于 AI 时,缺乏的风险概率小于 2—3%。例如 0—6 月龄婴儿对钙的 AI 为 200 mg/d,当按每日平均 780 ml 的母乳(母乳的钙含量一般为 34 mg/100 ml)量进行喂养时,表示该婴儿对钙的摄入量是适宜的,一般不会出现不足状况。

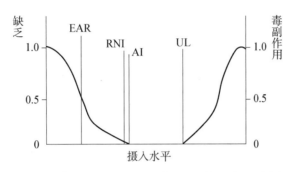

图 1-1[①]　营养素摄入过多或过少的危险性

4. 可耐受最高摄入量

可耐受最高摄入量(tolerable upper intakes level,UL)是人体平均每日对某营养素的最高摄入限量。该水平几乎不会对任何个体造成损害,属于人体可耐受范围。如某营养素大剂量摄入后,会对机体的健康造成不良影响,就需要建立 UL 值,用于膳食营养素安全摄入的指导,这些营养素如维生素 A、维生素 D、钙、铁、锌、碘、硒等。低于 UL 值的摄入量,几乎不会出现过量的安全风险。例如,1—3 岁幼儿对钙的 UL 为 1 500 mg/d,对于一个该年龄段的普通孩子来说,其对钙的摄入量只要不高于 UL(1 500 mg/d),就不会有过量风险。

而有些营养素则非常安全,无需建立 UL,如大部分的水溶性维生素,摄入过多则可通过尿液等排泄,不会蓄积。

除上述常用的四种膳食参考摄入量外,还有两类参考值可以作为了解性内容。

5. 宏量营养素可接受范围

宏量营养素可接受范围(acceptable macronutrient distribution ranges,AMDR)是对脂肪、蛋白质以及碳水化合物这些产能营养素的理想摄入量范围(包含上限和下限),常用占能量的百分比表示。该指标不仅可以预防产能营养素缺乏,还能够降低慢性病风险。

---

① 该图来自:中国营养学会.中国居民膳食营养素参考摄入量[M].北京:科学出版社,2014.

6. 预防非传染性慢性病的建议摄入量

预防非传染性慢性病的建议摄入量（proposed intakes for preventing non-communicable chronic diseases，PI-NCD）是以非传染性慢性病的一级预防为目标，提出的对营养素的每日摄入量。当人体达到 PI-NCD 时，可以降低相应的膳食相关慢性病的发生风险。我国制定了 PI-NCD 的营养素有钾、钠以及维生素 C，针对 4 岁以下 PI-NCD 的所有营养素均未制订。

膳食营养素参考摄入量（DRIs）是评估个体或某群体对营养素摄入状况和设定膳食营养素摄入目标时的重要工具。评估是为了了解某个体或某群体对某营养素的摄入状况，包括缺乏、适宜或过量，而设定营养素摄入量，目标则是在评估的基础上，通过食物种类的调整、食物的营养强化、营养素补充剂的使用等营养干预方式，使个体或群体对某营养素的摄入量达到不缺、不过量的适宜状态。

三、合理膳食

合理膳食又称为平衡膳食，是指既能满足合理营养素需要，又能避免营养素摄入过量和不足的膳食。平衡膳食是达到均衡营养的唯一途径，因此膳食食物结构是膳食营养的决定性因素。

（一）膳食模式

膳食模式是指膳食中各类食物的种类和数量在膳食中所占的比重。膳食模式的形成是一个长期的过程，受一个国家或者地区的人口、农业生产、食物流通、食品加工、消费水平、饮食习惯、文化传统、科学知识等多种因素的影响。从居住地域考虑，结合膳食中动物性食物和植物性食物所占的比重以及对能量、蛋白质、脂肪和碳水化合物的摄入量，世界各国的膳食模式主要可以分为以下几种类型。

1. 以动物性食物为主的膳食模式

该膳食模式又称西方膳食模式，多见于欧美发达国家和地区，如美国、西欧、北欧。此膳食模式粮谷类食物数量相对较少、动物性食物比例较大，具有"三高一低"的特点，即高热量、高脂肪（胆固醇）、高蛋白质和低膳食纤维。其优点是优质蛋白质在膳食结构中占据的比例高，缺点是膳食提供的热量过剩，而热量过剩是多种慢性疾病发生的重要危险因素，容易造成肥胖、心脑血管等疾病高发。

2. 以植物性食物为主、动物性食物为辅的膳食模式

该膳食模式又称东方膳食模式，见于大多数发展中国家，如中国、印度。此膳食模式具

有低热能、低蛋白、低脂肪、高碳水化合物的"三低一高"特点。其优点是谷类、蔬果、大豆等植物性食物比例较高,富含维生素、膳食纤维等营养素,有利于预防心血管疾病和结肠癌,缺点是优质蛋白质摄入不足,容易造成营养不良和劳动能力低下。

3. 动植物性食物均衡的膳食模式

该膳食模式介于典型的东、西方模式之间,既能避免东方膳食模式的"三低一高"的弊端,又能避免西方膳食模式的"三高一低"的弊端,多见于日本。动植物性食物消费量较为平衡,对能量、蛋白质、脂肪的摄入量基本符合营养的要求,有利于预防营养相关疾病,是世界两大健康膳食模式之一,另一健康膳食模式是"地中海膳食模式"。

4. 地中海膳食模式

该膳食模式常见于希腊、西班牙、法国和意大利南部等位处地中海沿岸的国家和地区。膳食中蔬菜、水果、鱼肉、豆类等食物较多,而红肉较少,并且烹饪时用植物油代替动物油,尤其提倡用橄榄油。因此,此膳食富含膳食纤维,饱和脂肪酸摄入量低,有助于预防Ⅱ型糖尿病和心脑血管疾病的发生,是世界两大健康膳食模式之一。

(二)合理膳食模式

合理膳食模式指膳食模式合理,营养素均衡摄取,营养充足而又不过量,为食物多样化、以谷类为主、高膳食纤维摄入、低糖低脂肪摄入的膳食模式。此膳食模式以食物多样化为原则,推荐摄入较多的蔬果、豆类及其制品、鱼类和海产品等,摄入较少的红肉类和高饱和脂肪酸的动物油脂,确保摄入充足的植物性食物和适量的动物性食物,达到营养素种类齐全、数量充足、比例适宜。

针对目前我国居民盐、油、糖摄入过高,儿童青少年过多饮用含糖饮料、添加糖摄入量高等突出问题,我国提出了合理膳食行动——减盐、减油、减糖,对于其他重点人群也提出了不同的关键性推荐,具体如下:

- 超重、肥胖人群

-增加新鲜蔬菜和水果在膳食中的比重;

-适当选择一些富含优质蛋白质(如瘦肉、鱼、蛋白和豆类)的食物。

- 贫血、消瘦等营养不良人群

-适当增加对瘦肉类、奶蛋类、大豆和豆制品的摄入;

-增加对含铁食物的摄入或者在医生指导下补充铁剂。

- 孕产妇

-常吃含铁丰富的食物;

-增加对富含优质蛋白质及维生素 A 的动物性食物和海产品的摄入;

-选用碘盐。

● 婴幼儿

-尽量纯母乳喂养 6 个月;

-为 6—24 个月的婴幼儿合理添加辅食。

(三) 居民膳食指南

中国初次发布居民膳食指南是在 1989 年,目前最新版于 2016 年发布,即《中国居民膳食指南(2016)》,该"指南"由"一般人群膳食指南"、"特定人群膳食指南"以及"中国居民平衡膳食实践"三部分组成。

考虑本书是针对 0—3 岁婴幼儿,且婴幼儿照护人的膳食结构也会影响婴幼儿的喂养,尤其是在添加辅食之后,所以以下只针对"一般人群膳食指南"以及涵盖 0—3 岁婴幼儿的"特定人群膳食指南"进行介绍。

1. 一般人群膳食指南

近几十年来,随着经济的高速发展,人民生活水平的改善,我国居民的饮食习惯和消费观念都发生了很大转变,整体健康状况在不断提高,人均预期寿命也在逐年增长。然而,我国居民在膳食结构方面依然存在一些不合理的地方,表现为对优质蛋白质的摄入量偏低,而对饱和脂肪的摄入量偏高,由此导致了一些慢性疾病的出现,体重超标也与此有关。另外,一些地区还存在营养不良的情况。经过梳理,《中国居民膳食指南(2016)》提出了适用于 2 岁以上健康人群的 6 条核心推荐及其关键推荐信息,具体如下。

推荐一:食物多样,谷类为主

-建议平均每天摄入 12 种以上食物,每周 25 种以上;

-谷类为主是平衡膳食模式的重要特征,每天摄入谷薯类食物 250—400 g,其中全谷物和杂豆类 50—150 g,薯类 50—100 g,膳食中碳水化合物提供的能量占总能量的 50%以上。

推荐二:吃动平衡,健康体重

-推荐每周应至少进行 5 天中等强度身体活动,累计 150 分钟以上;

-坚持日常身体活动,平均每天主动身体活动 6 000 步;

-尽量减少久坐时间,每小时起来动一动,动则有益。

推荐三:多吃蔬菜水果、奶类、大豆

-提倡餐餐有蔬菜,推荐每天摄入 300—500 g,深色蔬菜应占 1/2;

-天天吃水果,推荐每天摄入 200—350 g 的新鲜水果,果汁不能代替鲜果;

-吃各种奶制品,摄入量相当于每天液态奶 300 g;

-经常吃豆制品,相当于每天摄入大豆25 g以上,适量吃坚果。

推荐四:适量食用水产品、瘦肉、禽类、蛋类

-推荐每周吃鱼类280—525 g,畜禽肉280—525 g,蛋类280—350 g;

-平均每天摄入鱼、禽、蛋和瘦肉总量120—200 g。

推荐五:少盐少油,控糖限酒

-成人每天食盐不超过6 g,每天烹调油25—30 g;

-推荐每天摄入糖不超过50 g,最好控制在25 g以下;

-成年人每天7—8杯(1 500—1 700 ml)水,提倡饮用白开水和茶水,不喝或少喝含糖饮料;

-儿童少年、孕妇、乳母不应饮酒。成人如饮酒,一天饮酒的酒精量男性不超过25 g,女性不超过15 g。

推荐六:杜绝浪费,兴新食尚

-珍惜食物,按需备餐,提倡分餐;

-选择新鲜卫生的食物和适宜的烹调方式;

-食物制备生熟分开、熟食二次加热要热透;

-学会阅读食品标签,合理选择食品;

-多回家吃饭,享受食物和亲情;

-传承优良文化,兴饮食文明新风。

2. 婴幼儿(0—24月龄)喂养指南

中国婴幼儿喂养指南是与一般人群膳食指南并行的喂养指导。出生后至满2周岁阶段,构成生命早期1000天这一关键窗口期三分之二的时长,该阶段的良好营养和科学喂养对体格生长、智力发育、免疫功能等近期及后续健康会持续产生至关重要的影响。

(1)6月龄内婴儿母乳喂养指南

-产后尽早开奶,坚持新生儿第一口食物是母乳。

-坚持6月龄内纯母乳喂养。

-顺应喂养,建立良好的生活规律。

-生后数日开始补充维生素D,不需补钙。

-婴儿配方奶是不能纯母乳喂养时的无奈选择。

-监测体格指标,保持健康生长。

(2)7—24月龄婴幼儿喂养指南

-继续母乳喂养,满6月龄起添加辅食。

-从富含铁的泥糊状食物开始,逐步添加达到食物多样。

-提倡顺应喂养,鼓励但不强迫进食。

-辅食不加调味品,尽量减少糖和盐的摄入。

-注意饮食卫生和进食安全。

-定期监测体格指标,追求健康生长。

本书第三章及配套用书基于以上指南标准推荐了适用于0—2岁儿童的食谱。

3. 学龄前儿童膳食指南

2周岁以后至未满6周岁的儿童称为学龄前儿童。该阶段是儿童生长发育的关键时期,也是培养其良好饮食习惯的关键时期。该指南是在一般人群膳食指南核心推荐的基础上给予了补充说明和指导,具体如下:

-规律就餐,自主进食不挑食,培养良好饮食习惯。

-每天饮奶,足量饮水,正确选择零食。

-食物应合理烹调,易于消化,少调料、少油炸。

-参与食物选择与制作,增进对食物的认知与喜爱。

-经常户外活动,保障健康生长。

本书第三章及配套用书同样基于以上指南标准推荐了适用于2—3岁儿童的食谱。

知识拓展

膳食指南的来源

膳食指南最开始被称为"膳食目标"。世界上首部"膳食目标"由瑞典健康和福利局于1970年前后提出,经过长时间的适应与发展,演变成现在的膳食指南,并被世界上多个国家普遍接受和使用,如美国、英国、日本、加拿大、新西兰、法国、中国等。各国会根据各自的饮食习惯与特点、当前所面临的健康问题等制定适用于本国的膳食指南,以便能够更好地指导国民进行健康饮食,减少慢性疾病的发生。换言之,膳食指南是达到正确引导食物消费,促进膳食结构向合理营养方向改变,从而全面改善居民营养状况的指导意见。

第二节 能量与宏量营养素

蛋白质、脂类、碳水化合物为宏量营养素,经体内氧化可以释放能量,故又称为产能营养素。这三种营养素在体内的代谢并不孤立存在,而是同时进行。具体来讲,当体内碳水化合物过多时,多余的碳水化合物可以转化为脂类储存起来。相反,脂类代谢产生的甘油也可以转变为碳水化合物;碳水化合物代谢的中间产物可以经氨基化作用生成氨基酸(蛋白质的基本单位),氨基酸代谢的部分中间产物也可以再次转变成碳水化合物;体内的脂类基本不能直接转变为氨基酸,但氨基酸经过代谢可以转化为脂类。三大营养物质虽然代谢途径不同,但它们都可以通过共同的中间产物(乙酰辅酶 A,乙酰 COA)和共同的代谢途径(三羧酸循环)联系在一起,构成一个紧密联系、相互制约的有机整体。

一、能量

能量又称热量或热能,它不是营养素,而是一个系统做功的能力。能量来自蛋白质、脂类和碳水化合物这三大营养物质。

呼吸、心跳等所有生命活动都需要能量,从食物中获得能量是人类摄取食物的最基本需求。食物中所含的碳水化合物、脂类和蛋白质在体内分解释放出化学能,提供人体所需的能量。

我们用卡路里或焦耳来表示能量的多少。最常用的能量单位是千卡(kcal),1 千卡(kcal)=1 000 卡(cal);在数值上,1 千卡(kcal)≈4.185 9 千焦(kJ)。

(一) 能量的利用顺序

人体对能量的利用具有优先顺序。在人体做剧烈运动的时候,首先是由体内的碳水化合物分解代谢提供能量。这是因为碳水化合物可以通过有氧氧化快速产生能量,并且可以在氧气供应不足的情况下,通过无氧酵解①途径释放能量。脂肪储存的能量虽然相对较多,但是其释放能量的速度较慢,因此在人体长期得不到充足能量的时候,脂肪才会成为人体能量的主要来源。蛋白质虽然也是能量物质之一,但是它在人体里有更重要的"职责",所以,除非在能量极度缺乏的情况下,否则人体不会将蛋白质作为能量的供给来源。

---

① 无氧酵解:指一组细胞内的不需氧的反应,可使葡萄糖酵解转变为乳酸。

消费者如何看懂食品标签上的能量标识

绝大多数包装食品都会在标签上列出营养成分表,营养成分表中的第一项就是"能量"。表1-2展示的是市场上销售的某品牌牛奶产品的营养成分表,该牛奶每100毫升(ml)中提供的能量为328kJ,占能量营养素参考值的4%(即1/25),其含义是指,如不考虑膳食多样性,成年人喝2500ml(相当于25个100ml)这一牛奶,就能满足其一天对能量的需要。表中的能量值(即328kJ)是通过分别计算每100ml该食品中蛋白质、脂类和碳水化合物这三种宏量营养素提供的能量,再加和得到。

表1—2 某品牌牛奶产品的营养成分表

营养成分表		
项目	每100毫升	营养素参考值%
能量	328千焦	4%
蛋白质	3.8克	6%
脂肪	4.6克	8%
碳水化合物	5.5克	2%
钠	60毫克	3%
钙	120毫克	15%

(二)能量的产生及来源

虽然人体从外界摄取的营养物质包括碳水化合物、脂肪、蛋白质、微量元素、水等,但作为人体主要能量来源的只有碳水化合物、脂肪和蛋白质,即产能营养素。

食物中的碳水化合物和脂肪在人体内氧化分解的最终产物均为水和二氧化碳,而蛋白质在体内氧化的最终产物为水、二氧化碳、尿素、肌酐及其他含氮有机物。由此可以看出,相比碳水化合物和脂肪,蛋白质在体内的氧化并不完全。需注意,食物中营养素的吸收率也是产生多少能量需要考虑的重要因素。

人体摄入产能营养素实际在体内产生的能量如下:

- 1g碳水化合物为16.81kJ(4.0kcal);
- 1g脂肪为37.56kJ(9.0kcal);
- 1g蛋白质为16.74kJ(4.0kcal)。

碳水化合物、脂类、蛋白质广泛存在于各类食物中,但它们在不同食物中所含的能量不同：

　　-谷薯类含碳水化合物较多。比如大米中含碳水化合物为 77.2％，每 100 g 大米含热能为 346 kcal。

　　-大豆和坚果类含丰富的油脂和蛋白质，热能较高。比如干大豆含脂肪和蛋白质分别为 16.0％和 35.0％，100 g 大豆中热能为 446 kcal。

　　-蔬菜、水果含热能较少。100 g 大白菜含热能为 20 kcal，100 g 胡萝卜为 46 kcal，100 g 苹果为 53 kcal。

　　-动物性食品含较多的脂肪和蛋白质，是膳食热能的重要来源。如鸡肉中脂肪和蛋白质分别为 9.4％和 19.3％，每 100 g 鸡肉含热能为 167 kcal；每 100 g 乳粉的热能则达到 484 kcal。

（三）能量消耗

　　对于一般人群而言，能量消耗用于满足基础代谢、身体活动、食物热效应三方面的需要。

　　基础代谢是维持人体最基本生命活动所必需的能量消耗，主要用于维持体温、心跳、呼吸、各器官组织和细胞功能等最基本的生命活动，是人体能量消耗的主要部分。成人的基础代谢能量消耗约占总能量消耗的 60—70％。基础代谢水平的影响因素有体型、体成分[1]、年龄、性别、内分泌[2]、应激[3]状态、睡眠、环境温度等。

　　身体活动是除基础代谢外影响人体总能量的最重要部分。成人用于身体活动的能量约占总能量消耗的 15—30％，实际情况又因身体活动水平的不同而不同，对于轻体力活动者，身体活动的能量消耗约为基础代谢的 1/3；对于如运动员等重体力活动者，身体活动消耗的能量可达到基础代谢的 2 倍或以上。

　　食物热效应指人体摄食过程中引起的额外能量消耗的现象。额外消耗的能量等于人体在摄食后对营养素的一系列消化、吸收、合成、代谢转化过程中所消耗的能量。成人混合膳食的食物热效应消耗相当于基础代谢的 10％。

　　对于一些特殊生理状态的人群，除上述能量消耗外，还有其他的能量消耗：

　　-对于孕妇，还应包括胎儿的生长发育及母体子宫、胎盘、乳房等组织的增长和体脂储备等能量消耗需要，孕早、孕中、孕晚这三个阶段增加的消耗分别为 65 kcal/d、310 kcal/d 和 475 kcal/d；

---

① 体成分：指身体脂肪组织和非脂肪组织的含量在体重中所占的百分比。

② 内分泌：内分泌分泌的产物为激素，进入血液循环，作用于靶细胞的分泌方式。

③ 应激：指在机体受到强烈刺激后发生的以交感神经-肾上腺髓质和垂体-肾上腺皮质功能增强为主要特点的非特异性反应。是机体的代偿性、适应性、防御性反应。

—对于乳母,还应包括合成、分泌乳汁的能量消耗需要,产后前 6 个月增加的消耗为 650 kcal/d;

—对于婴幼儿、儿童、青少年,还应包括生长发育的能量消耗需要。婴幼儿生长发育的能量消耗,一是用于合成新组织,二是储存在这些新组织中。出生后前 3 个月内的婴儿,其生长发育能量消耗占总能量摄入的 35%,到 12 月龄时,下降到 5%,一岁以上时,仅占 1—4%,可以不计。

(四) 能量的膳食来源

人体所需能量是由摄入的食物所提供的蛋白质、脂肪和碳水化合物产生,食物能量摄入量与消耗的平衡,以及三种产能营养素供能占比的适宜性是保持健康的基本要素。根据《中国居民膳食指南(2016)》的建议,成年人膳食中碳水化合物、脂肪和蛋白质供能占膳食总能量的可接受范围分别为 50—65%、20—30%、10—20%,而 1—3 岁幼儿分别为 50—65%、30—40%、5—20%。总的来说,与成年人相比,幼儿脂肪摄入占比要高些,蛋白质要低些,碳水化合物相当。

另外,为维持适宜的生长水平,需要总能量和蛋白质供能的平衡,尤其是营养不良者。以体重为例,体重增加得越快,人体对食物中蛋白质供能占比的要求就越高。营养不良婴儿在康复过程中,如果体重每天增重 10 g,或者 30 g,又或者 50 g,人体则要求蛋白质供能占比值就要达到 5.6%,或者 6.9%,又或者 8.1%。

在下面的小节中,我们将具体介绍膳食中蛋白质、脂类和碳水化合物这三大产能营养素的概念、主要生理功能、缺乏与过量的危害及膳食来源等相关知识。

二、蛋白质

蛋白质是机体细胞、组织和器官的重要组成结构,也是体内多种重要生理活性物质的成分。换言之,一切生命的表现形式,本质上都是蛋白质功能的体现,没有蛋白质就没有生命。

(一) 氨基酸

氨基酸是蛋白质的基本单位。由多个氨基酸按一定的排列顺序结成的长链称为肽,相连氨基酸的数目为 2—10 个的称为寡肽,10 个以上的称为多肽。蛋白质含有的氨基酸数目则大于 100,且是具有稳定三维结构的大分子。蛋白质的分子大小和空间结构复杂多样,是其在生物体中行使多种功能的基础。

母乳中的功能性蛋白有哪些？

母乳作为婴儿理想的天然食物，除了含有为婴儿生长发育提供能量与营养物质的蛋白质、脂肪、碳水化合物、矿物质、微量元素等，还含有丰富的生物活性物质，其中包括占母乳总蛋白量 20—40％的酪蛋白、乳铁蛋白、免疫球蛋白、细胞因子、生长因子、激素和酶类等。它们在增强婴儿抗感染能力、促进组织器官发育、建立自身免疫系统乃至调节婴儿社会行为等多方面发挥着重要的生物学功能。

初乳[①]中富含乳铁蛋白，能与细菌竞争结合乳汁中的元素铁，阻碍细菌的代谢和分裂繁殖，具有抑菌效果，在预防新生儿和婴儿肠道感染中起重要作用。

另外，母乳中还富含在牛乳中几乎不含的牛磺酸。牛磺酸可通过调节体内微量元素的代谢，提高大脑组织中与脑发育有关的必需微量元素锌、铜、铁以及游离氨基酸等的含量，进而促进大脑中 DNA、RNA 以及蛋白质的合成，促进大脑及智力发育，以及保护视网膜等。

因此，母乳被称为自然赋予人体的第一个功能性食品[②]，不仅仅能够满足婴儿生长发育所需要的全部营养需求，还能够提供足够的功能性因子，守卫孩子的健康。

（二）蛋白质的主要生理功能

食物中的蛋白质在胃肠道被消化成氨基酸后吸收入血，并随血液循环被运送到全身各处，发生合成或分解代谢，从而发挥其生理功能。蛋白质的主要生理功能多样，具体如下：

1. 构成体组织

血液中的氨基酸运送到各组织器官后通过合成蛋白质来构成体组织，人体的任何组织器官、任何细胞都含有蛋白质。在体内，蛋白质的含量约占体重的 16％，占细胞内物质的80％，是除水外人体中含量最多的物质。成人体内每日有 1—3％的蛋白质需要更新，人体的

[①] 初乳：产后 2—3 天内所分泌的乳汁的统称。
[②] 功能性食品：指具有特定营养保健功能的食品，即适宜于特定人群食用，具有调节肌体功能，不以治疗为目的的食品。

红细胞①平均 120 天更新一次。对于婴幼儿来说，尤其需要合成大量的蛋白质，并需要摄入适量的蛋白质来满足组织、器官的生长发育以及细胞组织的更新。因此，婴幼儿对蛋白质的需求高于成人。

2. 形成许多具有生理功能的物质

许多具有生理活性物质的成分都为蛋白质，它们对维持机体健康、调节机体生理生化反应发挥着重要作用，比如：

-合成参与机体防御病毒、细菌等的抗体和补体；

-催化体内生理生化反应的酶；

-携带和运输氧气的血红蛋白；

-参与凝血的纤维蛋白原；

-调节机体生长发育、代谢的蛋白类激素；

-在体内运送营养物质，如脂类、维生素 A、铁等的专用结合蛋白（如脂蛋白、视黄醇结合蛋白、铁蛋白等）；

-参与体内解毒的谷胱甘肽等。

此外，还参与调节痛觉、睡眠、体温以及情绪等生理功能。

3. 维持机体内环境②的稳定及多种生命活动

维持内环境的稳定指保持血液和细胞外液③的温度、渗透压④和酸碱度（pH）的稳定以及水分在体内的正常分布等，以保证机体进行各种代谢活动。

维持其他生命活动，比如：

-在抵抗外来微生物及其他有害物质入侵时，免疫球蛋白发挥着维持机体免疫细胞屏障的作用；

-细胞膜上或细胞内的受体⑤可以识别并特异性结合具有生物活性的化学物质；

-含有脱氧核苷核酸的核蛋白是遗传信息传递的重要物质。

4. 供给能量

1g 蛋白质可在体内产生能量 4.0 kcal，但是，机体的能量来源主要是碳水化合物（1g 可产生能量 4.0 kcal）和脂肪（1g 可产生能量 9.0 kcal）。另外，由于蛋白质在分解代谢过程中会产生增加肝肾负担的含氮化合物，因此能量供给只是蛋白质的次要功能。

---

① 红细胞：也称红血球，是血液中数量最多的一种血细胞；血细胞含有血红蛋白，因而血液呈红色。

② 内环境：人体内的细胞外液构成了体内细胞生活的液体环境，此液体环境称为人体的内环境。

③ 细胞外液：指人体内存在于细胞外的液体，主要包括组织间液（组织间隙液的简称）、血浆、淋巴和脑脊液等，占体液总量的 1/3。

④ 渗透压：用半透膜将两种不同浓度的溶液隔开时发生的渗透现象，当达到平衡时半透膜两侧溶液产生的位能差。

⑤ 受体：指任何能够同激素、神经递质、药物或细胞内信号分子结合并能引起细胞功能变化的生物大分子。

5. 提供特殊氨基酸

以蛋氨酸和牛磺酸这两种特殊氨基酸为例。体内在合成肌酸、肉碱、肾上腺素等许多含氮化合物时，须蛋氨酸参与；在出生前后的中枢神经系统和视觉系统发育中，牛磺酸起关键作用。

（三）蛋白质的质量

对于婴幼儿来说，当母乳不再是唯一的蛋白质来源时，食物蛋白质的质量和消化率就会变得非常重要。

食物蛋白质的质量体现在其被人体利用的程度，食物蛋白质质量越高，人体利用率就越高，其与构成蛋白质的氨基酸的种类和含量有关，营养学上用氨基酸模式来评价。

氨基酸模式指蛋白质中各种必需氨基酸的构成比例。当食物中蛋白质的氨基酸模式与人体需要的蛋白质的氨基酸模式越接近时，食物在体内的利用程度就越高，食物的营养价值也就表现得越高，这类蛋白质被称为完全蛋白，即优质蛋白。肉、蛋、奶、鱼等动物性蛋白和大豆蛋白都属于优质蛋白，其中鸡蛋的蛋白质的氨基酸模式与人体蛋白质的氨基酸模式最为接近。

如果食物蛋白质含有的氨基酸种类齐全，但是其中一种或者几种必需氨基酸[①]的相对含量较低，就会导致其他必需氨基酸不能够被人体充分利用，造成食物蛋白质营养价值降低，这类蛋白质称为半完全蛋白。植物性蛋白质（除大豆蛋白）往往缺少赖氨酸、蛋氨酸、苏氨酸和色氨酸，所以植物性蛋白多为半完全蛋白，营养价值相对较低。但若将两种以上食物混合，就可以相互弥补不同食物间氨基酸的不足，使食物整体氨基酸模式接近人体氨基酸模式，从而提高食物的营养价值，这种作用称为氨基酸的互补作用。例如，将小麦、小米、大豆、牛肉单独食用时，其蛋白质的生物价（即利用率）分别为 67、57、64 和 76，但如果将它们按 39%、13%、22% 和 26% 的比例进行搭配食用时，总蛋白质的生物价可达 89。也就是说，膳食中的这些谷类食物搭配肉类或大豆，可以弥补米和面蛋白质中限制氨基酸（赖氨酸）的不足。因此，为了提高膳食的营养价值，应尽可能将食物多样化，充分发挥氨基酸的互补作用。

（四）蛋白质的缺乏与过量

蛋白质摄入过少，会导致出现蛋白质-能量营养不良症，严重时危及生命。

蛋白质摄入过量同样有害，尤其是过量摄入动物性蛋白时。成人高蛋白膳食一段时间，会产生血浆氨基酸水平显著升高、尿钙排泄增加、肾小球滤过率增加等代谢变化，并加重肾

---

① 人体不能合成或合成速度较慢而需要食物提供的氨基酸被称为必需氨基酸。必需氨基酸包括异亮氨酸、亮氨酸、赖氨酸、蛋氨酸、苯丙氨酸、苏氨酸、色氨酸、缬氨酸 8 种，对于婴幼儿来说，组氨酸也为必需氨基酸。

脏的负荷,同时会导致胰岛素敏感性下降,增加肾结石的患病风险。对于婴幼儿来说,2岁之前摄入高水平蛋白可导致其过快生长,也会增加其成年后发生肥胖的风险。

(五) 蛋白质的膳食来源

蛋白质广泛存在于动植物性食物中,根据其来源分为:

1. 动物性食品。动物性食品如肉、蛋、奶、鱼都是良好的蛋白质来源,新鲜肉类的蛋白质含量一般为15—22%;蛋类的蛋白质含量为11—14%。

2. 粮谷类食品。粮谷类食品是我国居民的主要蛋白质来源,如小麦粉的蛋白质含量约为10%,大米为8%,玉米粉为8.1%。

3. 豆类食品。豆类食品是蛋白质的良好补充来源,干豆类的蛋白质含量可达20—24%,其中大豆高达35—40%,豆腐约为8.1%。另外,大豆蛋白的氨基酸模式与人体的氨基酸模式较为接近,因此大豆可以作为人体优质蛋白的补充来源。

一般要求动物蛋白质和大豆蛋白质占膳食蛋白质总量的30—50%,但是由于动物性食品的蛋白质含量及利用率均高于植物性食品,因此为改善膳食蛋白质的质量,在膳食中应保证含有一定数量的动物蛋白质。

三、脂类

日常膳食中的脂肪,绝大部分是甘油三酯,它与磷脂、固醇以及少量存在的游离脂肪酸、单甘酯、双甘酯等统称为脂类。

(一) 脂类的分类

1. 脂肪与脂肪酸

脂肪又称甘油三酯,一个甘油分子可以链接三个脂肪酸分子,每个脂肪酸分子又由不同长度的碳链(4-24C)组成。碳链越长,脂肪酸的溶解性[①]就越小。

在指导日常膳食中的脂肪时,我们应用更多的是不饱和脂肪酸和饱和脂肪酸,这由脂肪酸分子内是否含有碳碳双键决定。饱和脂肪酸不含双键,而不饱和脂肪酸含有双键。按照含有双键的数量,又可以将不饱和脂肪酸分为单不饱和脂肪酸(含有1个双键)和多不饱和脂肪酸(含有2个及以上双键)。双键越少,脂肪酸的饱和程度越高,就越不容易被氧化产生哈喇味(酸败味道)。通常,不饱和脂肪酸的熔点[②]低于饱和脂肪酸。

---

① 溶解性:是指物质在一种特定溶剂里溶解能力大小的一种属性。
② 熔点:指固体将其物理形态由固态转变(熔化)为液态的温度。

牛油、猪油等动物油脂主要含有的是碳链长的饱和脂肪酸,在常温下为固态,常称为脂。大豆油、菜籽油等植物油以及鱼油主要含有的是不饱和脂肪酸,在常温时为液态,常称为油。

溶解性大、熔点低的脂肪在肠道不需要胆汁乳化就能被人体轻易消化吸收,快速产生能量。例如中链甘油三酯(medium chain triglycerides,简称MCT),由于其主要成分为中链的饱和脂肪酸,易被消化吸收和利用,所以被广泛应用在婴幼儿配方奶粉和特殊医学用途配方食品中。

2. 磷脂和固醇类

磷脂是指含有磷酸的脂类。卵磷脂和脑磷脂都属于磷脂类。

固醇类主要有动物固醇、植物固醇和麦角固醇:

• 动物固醇中的胆固醇在脑和神经系统中最为丰富,也是合成维生素 D_3、胆汁酸、固醇类激素的前体;

• 植物固醇也称植物甾醇,主要存在于谷类食物和豆类食物中;

• 麦角固醇存在于酵母和真菌类植物中。

小贴士

反式脂肪酸的危害

不饱和脂肪酸分子结构上至少含有一个碳碳双键,如果双键上结合的2个氢原子在碳链的同侧,空间构象呈弯曲状,则称为**顺式不饱和脂肪酸**,这也是自然界绝大多数不饱和脂肪酸的存在形式;反之,如果碳双键上结合的2个氢原子在碳链的两侧,空间构象呈线性,则称为**反式不饱和脂肪酸**。平常所说的**反式脂肪酸**就是指反式不饱和脂肪酸。反式脂肪酸的熔点高,如反式油酸,其熔点为46.5℃,室温下呈固态,而顺式油酸熔点仅为13.5℃,常温下呈油状。

膳食中反式脂肪酸的来源有天然食物,比如牛奶、乳制品、牛羊肉的脂肪中均可发现1—8%的反式脂肪酸,也有加工食品,比如人造黄油、植脂末等氢化植物油以及精炼植物油,日常煎烤、油炸等高温烹调过程中,植物油中顺式脂肪酸也会有少量转变成反式脂肪酸。

反式脂肪酸参与人体脂质新陈代谢,过多摄入则会对健康造成危害,比如造成血栓、影响发育、容易发胖等。鉴于此,为保证消费者的知情权,《食品安全国家标准预包装食品营养标签通则》(GB28050-2011)规定,"在营养成分表中应标示出反式脂肪(酸)的含量"。同时,对于膳食中反式脂肪酸的摄入量,追求的目标是"尽可能低"。我国婴幼儿配方奶粉中要求反式脂肪酸最高含量小于总脂肪酸的3%。

总之，反式脂肪酸不利于人体健康。

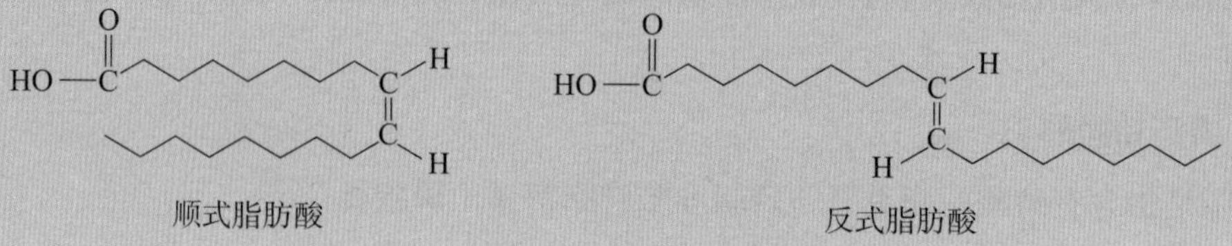

图1-2　分子结构

（二）脂类的主要生理功能

1. 脂肪

（1）储存和提供能量

当人体摄入的能量过多时，就会转化成脂肪储存起来。当人体需要时，如人体饥饿时，首先会动用体内脂肪产生能量，以避免体内蛋白质的消耗。

（2）促进脂溶性维生素的吸收

食物中脂溶性维生素通常与脂肪并存，比如维生素E富含于豆油中，维生素A和维生素D富含于黄油中。因此，膳食脂肪不足时，容易导致脂溶性维生素的缺乏。

（3）维持体温、保护脏器

脂肪是热的不良导体，皮下脂肪可以减少体内热量的流失，因此脂肪可以维持体温的恒定。同时，体内脂肪可以对器官起到支撑和缓冲外力的作用，保护器官不受伤害，还可以对器官之间的相对运动起到润滑的作用。

（4）提供必需脂肪酸

多不饱和脂肪酸分为n-3脂肪酸和n-6脂肪酸，n-3脂肪酸系列的α-亚麻酸和n-6脂肪酸系列的亚油酸均为必需脂肪酸。必需脂肪酸在人体不可缺少而又不能合成，所以必须通过外界供给。必需脂肪酸在体内能衍生多种产物，例如α-亚麻酸能衍生为同为n-3系列的二十碳五烯酸（EPA）和二十二碳六烯酸（DHA），亚油酸能衍生为同为n-6系列的花生四烯酸（ARA）。ARA和DHA是人体脑、神经组织及视网膜中含量最高的脂肪酸，也是婴幼儿神经细胞发育过程中重要的营养成分。对于婴幼儿来说，DHA不仅对视网膜功能起重要作用，还与认知发展、反应灵敏程度有很大关系，一旦缺乏，可危及组织和器官的发育。因此，我国婴幼儿配方奶粉中将亚油酸和α-亚麻酸作为必须添加的成分进行要求,将 ARA 和 DHA 作为可选择成分进行要求。此外,必需脂肪酸还具有参与体内免疫调节、减少血栓形成等作用。

2. 磷脂和固醇类

(1) 维持生物膜的结构与功能

磷脂构成生物膜(比如细胞膜、内质网膜、线粒体膜等)的基本骨架。生物膜含磷脂50—70%,含胆固醇 20—30%。磷脂可以帮助细胞内外物质交流,缺乏会造成细胞膜结构受损,使毛细血管的脆性和通透性增加,引起皮肤细胞水代谢紊乱,产生皮疹。

(2) 参与脑和神经组织的构成

磷脂是脑和神经组织的构成脂,约占脑组织干重的 25%,神经髓鞘干重的 97% 也都是脂类。

(3) 运输脂肪

磷脂、胆固醇酯、甘油三酯等与载脂蛋白[①]结合形成血浆脂蛋白复合体,在体内运输脂肪。

(4) 合成维生素和激素的前体

胆固醇是细胞膜的重要成分,人体内 90% 的胆固醇存在于细胞中,它也是人体合成胆汁、性激素、肾上腺素等重要活性物质的原料。胆固醇还可以在体内转化为经紫外线照射可转变成维生素 D_3 的 7-脱氢胆固醇。

(5) 改善神经系统功能

食物磷脂被机体消化吸收后释放出胆碱,进而合成具有促进和改善大脑组织和神经系统功能的神经递质——乙酰胆碱。

(三) 脂类的缺乏与过量

脂肪摄入过少,会导致必需脂肪酸缺乏,可引起生长迟缓、生殖障碍、皮肤受损等。

脂肪摄入过多,可导致肥胖症、心血管疾病、高血压和某些癌症发病率的升高。

(四) 脂类的膳食来源

1. 脂肪的食物来源

人体的膳食脂肪主要来源于动物的脂肪、肌肉组织以及植物的种子。

畜禽类的脂肪相对含有饱和脂肪酸和单不饱和脂肪酸多,而多不饱和脂肪酸含量较少。鱼贝类食物相对含 n-3 系列的二十碳五烯酸(EPA)和二十二碳六烯酸(DHA)较多。

植物油主要含不饱和脂肪酸。除椰子油外,一般植物油中都含有亚油酸,因此膳食中通常并不缺乏亚油酸。除在亚麻籽油、豆油、紫苏油中含量较高以外,α-亚麻酸在多数植物油

---

① 载脂蛋白:指能够结合和运输血脂到机体各组织进行代谢及利用的蛋白质。

和动物脂肪中含量很低,因此膳食摄入量往往不足。

2. 磷脂的食物来源

动物性食物中,蛋黄、瘦肉以及脑、肝、肾等富含磷脂,尤其蛋黄含卵磷脂最多,达 9.4%。

植物性食物中,大豆含磷脂的量最为丰富,可达 1.5—3%,其他植物种子如向日葵、亚麻子、芝麻子等也含有一定量。大豆卵磷脂在保护细胞膜、延缓衰老、降血脂、防治脂肪肝等方面具有良好效果。

3. 胆固醇的食物来源

胆固醇主要存在于动物内脏,尤其是动物脑中含量较高。蛋类、鱼子和蟹子中胆固醇含量也高,其次为蛤贝类,鱼类和奶类中含量较低。

四、碳水化合物

碳水化合物又称为糖类,其分子通式是 $C_x(H_2O)_y$,H 和 O 的比例恰好与水分子中 H 和 O 原子的比例相同,为 2:1,所以形式上可以看作是由若干个碳原子和水分子组成的化合物,这也是其名称的来源。随着科学的发展,人们发现一些碳水化合物还含有除 C、H、O 以外的其他元素,如硫或者氮等,但出于对"碳水化合物"的使用习惯和广泛的接受度,目前仍然沿用"碳水化合物"一词。

(一) 碳水化合物的种类

碳水化合物是一个大家族,可分为糖、寡糖和多糖。膳食纤维也属于碳水化合物,包含了上千个不消化的化合物,包括部分寡糖或非淀粉多糖等。

按聚合度(DP)的不同,碳水化合物的分类通常如表 1-3 所示:

表 1-3 碳水化合物的分类

碳水化合物	分类	组 成
糖 (DP = 1 - 2)	单糖	葡萄糖、半乳糖、果糖
	二糖(又称双糖)	乳糖、蔗糖、麦芽糖、海藻糖
	糖醇	山梨糖醇、甘露糖醇、木糖醇、麦芽糖醇
寡糖 (DP = 3 - 9)	麦芽低聚糖(α-葡聚糖)	低聚麦芽糖
	非 α-葡聚糖	棉子糖、水苏糖、低聚果糖、低聚半乳糖、低聚木糖、低聚甘露糖、低聚乳果糖、大豆低聚糖、异麦芽酮糖等

碳水化合物	分类	组　　成
多糖 (DP≥10)	淀粉	支链淀粉、直链淀粉、变性淀粉
	非淀粉多糖	纤维素、半纤维素、果胶、聚葡萄糖、多聚果糖等

1. 单糖和二糖

（1）单糖

单糖是最简单的糖，指通常条件下不能再被水解为更小分子的糖。食物中天然的单糖包括葡萄糖、果糖、半乳糖，以及少量的戊糖（如核糖和木糖）等。

葡萄糖是构成多种寡糖、多糖的基本单元，如属于多糖的淀粉完全由葡萄糖构成，其普遍存在于水果、蜂蜜及多种植物液中。

果糖通常与蔗糖（属于二糖）共存于水果和蜂蜜中，人体吸收后，经肝脏转变为葡萄糖被人体利用，也有一部分转化为糖原、乳酸和脂肪。

半乳糖很少以单糖形式存在于食品之中，而是与葡萄糖构成乳糖（属于二糖）。母乳中存在的半乳糖则是在母亲体内重新合成的，并不是从食物中直接获得的。

（2）二糖

二糖来自两个相同或不相同的单糖分子，包括蔗糖、乳糖、麦芽糖、海藻糖，自然界中最常见的二糖是蔗糖和乳糖。

蔗糖俗称白糖、砂糖或红糖，主要来源为甘蔗、甜菜。一个蔗糖分子在蔗糖酶作用下水解成一分子葡萄糖和果糖。

乳糖作为乳汁的主要成分，是婴儿糖类营养的主要来源。

（3）糖醇

糖醇是单糖的重要衍生物，常见有山梨糖醇、甘露糖醇、木糖醇和麦芽糖醇。

山梨糖醇、甘露糖醇、木糖醇广泛存在于天然植物中，麦芽糖醇则是由麦芽糖氢化制得。

山梨糖醇和甘露糖醇在甜度上都约为蔗糖的50—60％，木糖醇约为120％，麦芽糖醇约为80—90％，它们都不会引起人体血糖值的大幅上升，所以可制取为甜味食品用于糖尿病人的食品中。同时，由于糖醇不会被口腔中微生物利用，又不会使口腔pH降低，所以糖醇不会腐蚀牙齿，可以预防龋齿。

2. 淀粉

淀粉是葡萄糖聚合物，其形成过程是将植物光合作用产生的葡萄糖单元通过α-(1,4)

或 α-(1,6)糖苷键连接形成不同长度的淀粉分子,并逐步形成更高级的颗粒结构。按照分子形态,淀粉可以分为直链淀粉和支链淀粉。与支链淀粉相比,直链淀粉相对难于消化,其原因是直链淀粉分子量小,分子分支少且侧链长,晶体结构相对致密。因此,淀粉中直链淀粉含量越高,其消化吸收越慢,血糖上升速度也慢;反之,淀粉中支链淀粉含量越高,其消化吸收越快,供能快,血糖上升速度也快。

绿豆和葛根粉中的直链淀粉含量较高,可达60%。糯米和蜡质玉米中的支链淀粉含量高,可达99%。

玉米淀粉和木薯淀粉的水解产物经常用于制作特殊医学用途配方食品。例如无乳糖配方粉会采用蔗糖和麦芽糊精(玉米淀粉的水解产物)来代替乳糖;经常使用部分酶解的木薯淀粉制作糖尿病人的特殊医学用途食品。

血糖生成指数(GI)

随着对健康的关注,血糖生成指数(GI)会经常用到,特别是对于孕期的糖尿病人群,需要选择低GI的食物。

血糖生成指数 (GI) 简称"升糖指数",是指在标准定量下(一般为50g)某种食物中碳水化合物引起血糖上升所产生的血糖时间曲线下面积和标准物质(一般为葡萄糖)所产生的血糖时间曲线下面积之比值再乘以100得到的数值,它反映了某种食物与葡萄糖相比升高血糖的速度和能力。高GI食物比低GI食物更能快速引起血糖水平升高。

血糖生成指数(GI)=(摄入含50g碳水化合物食物的餐后血糖曲线下面积)/(摄入50g葡萄糖(或白面包)的餐后血糖曲线下面积)×100

当GI在55以下时,可认为该食物为低GI食物;

当GI在55—70之间时,该食物为中等GI食物;

当GI在70以上时,该食物为高GI食物。

一般而言,食物GI>70为高GI食物,它们进入胃肠后消化快,吸收率高,葡萄糖释放快,葡萄糖进入血液后峰值高。所以长期食用高GI食物会增加患Ⅱ型糖尿病和心血管疾病的风险。

食物GI<55为低GI食物,它们在胃肠中停留时间长,吸收率低,葡萄糖释放缓慢,葡萄糖进入血液后的峰值低,下降速度慢。

当然，食物 GI 也不是固定值，会受烹调方法、生熟程度、食物搭配、存储条件等因素的影响。

因此，食物 GI 可以帮助合理安排膳食，对于调节和控制人体血糖大有好处。一般来说，只要将一半的食物从高 GI 替换成低 GI，就能获得显著改善血糖的效果。

表 1-4　食物血糖生成指数 GI 及分类

低 GI 食物(GI＜55)		中 GI 食物(GI＝55—70)		高 GI 食物(GI＞70)	
果糖	23.0	蔗糖	65.0	葡萄糖	100.0
乳糖	46.0	大麦粉糊	68.0	绵白糖	83.3
面条(全麦粉,挂面,细条)	37.0	玉米粉薄煎饼	59.0	麦芽糖	105.0
面条(富强粉,挂面,细条)	41.0	米粉	58.0	蜂蜜	73.0
面条(小麦粉,挂面,宽条)	46.0	大麦面粉	66.0	面条(小麦粉,鲜面条)	81.6
面包(50%)荞麦、燕麦谷粒,50% 小麦面粉	47.0	面包(80% 燕麦谷粒,20%小麦面粉)	65.0	馒头(富强粉)	88.1
花生	14.0	糙米饭	70.0	大米饭	83.2
玉米大渣粥	51.8	荞麦面馒头	66.7	糯米饭	92.0
鹰嘴豆(干豆,泡,煮30 分钟)	10.0	生马铃薯	62.0	玉米片	78.5
生山芋	54.0	烤马铃薯	60.0	玉米面糊	109.0
藕粉	32.6	煮芋头	55.0	小米面糊	107.0
山芋粉	34.5	马铃薯(微波炉高火6—7 分钟)	69.0	小米饭	71.0
黄豆(干豆,泡,煮)	18.0	生甜菜头	64.0	煮马铃薯 (35 分钟)	88.0
炖豆腐	31.9	燕麦片粥	58.0	炸马铃薯条	75.0

低 GI 食物(GI＜55)		中 GI 食物(GI＝55—70)		高 GI 食物(GI＞70)	
炖冻豆腐	22.3	褐米饭	55.0	米饼	82.0
豆腐干	23.7	葡萄干	64.0	西瓜	75.0
煮绿豆(高压锅)	42.0	葡萄	56.0	白面包	95.0
绿豆挂面	39.0	菠萝	66.0	全小麦粉面包	71.0
煮山药	30.0	芒果	55.0	枣	103.0
龙口粉丝	26.0	汉堡包	61.0	牛肉面	88.6
马铃薯粉条	13.6	全大麦粉面包	60.0	爆米花	87.0
煮绿豌豆	48.0	小麦饼干	70.0	煮胡萝卜	85.0
生胡萝卜	35.0	50%小麦谷粒面包	58.0	南瓜(扁球形)	75.0
鲜杏	20.0	玉米面＋面粉窝头	64.9	煮蚕豆	80.0
洋葱	10.0	煮甜玉米	55.0	啤酒	110.0
茄子	10.0	酥皮糕点	59.0		
蘑菇	10.0	米饭＋炒蒜苗鸡蛋	68.0		
西红柿	10.0	米饭＋炒蒜苗	57.9		
雪魔芋	17.0	全麦饺子用面团	55.0		
苹果	38.0				
梨	36.0				
桃	28.0				
李子	24.0				
樱桃	22.0				
猕猴桃	52.0				
柑	43.0				
柚	25.0				
香蕉	52.0				
牛奶	27.0				

低 GI 食物(GI<55)		中 GI 食物(GI＝55—70)	高 GI 食物(GI>70)	
脱脂牛奶	32.0			
酸奶(含3%脂肪)	11.0			
牛肉炖粉条	16.7			
馒头芹菜炒鸡蛋	48.6			
馒头＋酱牛肉	49.4			
大饼＋鸡蛋炒木耳	48.4			
饺子(三鲜)	28.0			
米饭＋鱼	37.0			
50％大麦谷粒面包	43.0			
75％小麦谷粒面包	48.0			
绿豆芽	25.0			

注：编译自国内外文献,供参考。

3. 膳食纤维

膳食纤维是指不被人体消化道分泌的消化酶所消化且不被人体吸收利用的部分低聚糖或非淀粉类多糖。膳食纤维通常会被结肠菌群所利用,转化生成对人体有益的小分子有机酸和短链脂肪酸。在计算膳食纤维供能时,我们通常按照普通碳水化合物的 50% 来计算膳食纤维的供能。

膳食纤维种类很多,按溶解性可分为不溶性膳食纤维和可溶性膳食纤维两大类。

（1）不溶性膳食纤维

不溶性膳食纤维不溶于热水,来源于动植物及人工合成。常见的不溶性膳食纤维有纤维素、半纤维素、木质素、甲壳素、壳聚糖、胶原、抗性淀粉等。

不溶性膳食纤维具有较强的吸水性[①]和溶胀性[②],不易被消化也不易被肠道内微生物酵解,可以形成较多的固体食物残渣来促进肠道蠕动,使粪便的重量和体积增加,具有促进排便和预防便秘的作用。另外,不溶性膳食纤维可延缓淀粉水解及人体对葡萄糖的吸收,有助

---

① 吸水性：指材料在水中能吸收水分的性质。
② 溶胀性：指高分子聚合物在溶剂中体积发生膨胀的现象。

于血糖的平稳。但目前许多研究认为，摄入过多不溶性膳食纤维可能不利于人体对矿物质的吸收，特别是会对微量元素摄入量偏低的儿童造成缺乏风险。我国婴幼儿谷类辅助食品的食品安全国家标准中，对不溶性膳食纤维进行了限量，要求含量不高于5%。

全谷类粮食被认为是摄取不溶性膳食纤维的最佳来源，包括麦麸、麦片、全麦粉、糙米、燕麦全谷类食物及豆类。

（2）可溶性膳食纤维

可溶性膳食纤维溶于温水或热水中，有低聚糖和多糖类。常见的水溶性膳食纤维有果胶、魔芋、甘露聚糖、阿拉伯胶、瓜尔胶、大豆多糖等。多聚果糖、聚葡萄糖、水苏糖、棉子糖、低聚果糖、低聚半乳糖等也都属于可溶性膳食纤维，被广泛应用在婴幼儿配方食品或辅助食品中。

可溶性膳食纤维素可适当增加粪便体积、加速小肠蠕动、减缓胃排空，并且可降低血清胆固醇。

可溶性膳食纤维素常存在于豆类、水果、车前草、燕麦等食物中。

小贴士

母乳低聚糖

母乳富含低聚糖。人初乳中母乳低聚糖的含量为 22—23 g/L，成熟乳中为 12—13 g/L。母乳低聚糖是人类母乳中仅次于乳糖和脂肪的第三大固体组分，其具有重要的生物学功能，不仅不会被人体的胃酸破坏，不会被消化酶分解，能直接到达大肠，还能对肠道病原微生物起到抗感染和维持肠道微生态平衡的作用。目前已鉴定出超过 200 种不同的母乳低聚糖，其主要功能如下：

-被看成是人类第一益生元[①]，调节肠道菌群；

-抗黏附抗菌剂作用，作为可溶的诱饵型受体阻止病原体（如诺如病毒、轮状病毒等）结合到黏膜，减少感染；

-调节免疫力；

-预防坏死性小肠结肠炎；

-促进大脑发育。

[①] 益生元被定义为一种选择性的发酵成分，可引起胃肠道中微生物的组成或活性特殊的改变，可对宿主身心健康带来有益的影响，包括增加钙的吸收、增加免疫力、肠道菌群益生等。

（二）碳水化合物的主要生理功能

1. 提供能量

通过膳食摄入的碳水化合物，绝大部分会被转化为葡萄糖来氧化供能，未被氧化的葡萄糖则聚合成糖原，主要储存在肝和骨骼肌中。空腹时，肝和肾可将糖原转化为葡萄糖。如果摄入了过多的碳水化合物，人体还会将其分解物转化为能量更高的脂肪进行储存。

有些器官或组织只能利用葡萄糖作为能量源，尤其是大脑、神经组织、红细胞、骨骼肌等，而且对于婴幼儿来说，大脑是消耗葡萄糖最多的器官[①]。

2. 构成组织结构及生理活性物质

碳水化合物除了以糖原形式储存在人体外，还以结构性糖类黏多糖形式构成结缔组织和胶原组织的成分。碳水化合物还是抗体、核酸、糖蛋白、糖脂类以及多种酶和激素等重要生理活性成分的组成成分。

3. 血糖调节作用

食物中消化快的碳水化合物可以迅速被小肠吸收，升高血糖水平，而一些抗性淀粉、寡糖或膳食纤维等不易被消化，从而使血糖水平保持稳定。

4. 抗生酮作用和节约蛋白质

碳水化合物是机体优先利用的主要能量物质，当碳水化合物不足时，机体会动用脂肪供能，如果脂肪酸不能被彻底氧化，体内就会产生酮体[②]。若酮体在体内蓄积，就会造成酮血症[③]和酮尿症[④]，对脏器危害大，严重时危及生命。与成年人相比，婴幼儿更易出现酮血症，特别是对于糖原存量很少的新生儿。虽然当摄取的葡萄糖受限时，氨基酸和甘油也可以转化为葡萄糖，但其代谢率都不甚理想。因此，保持机体充足的碳水化合物供应，可以防止此类现象的发生。当碳水化合物供应不足，脂肪也不能进行有效补充时，机体就会消耗蛋白质来提供能量。因此，充足的碳水化合物供应还可以节约蛋白质。

5. 增强肠道功能

膳食纤维、抗性淀粉和低聚果糖等成分虽然不能被人体消化吸收，但是具有促进肠道蠕动的作用，也可被肠道中的益生菌利用促进其生长。

---

① 成人的大脑虽然只有体重的2%左右，但消耗了约20%的基础代谢量，每日葡萄糖消耗量为98g/d，婴幼儿大脑消耗的葡萄糖占比则更高，1岁婴幼儿可达101 g/d。
② 酮体：为酸性物质，若超过血液的缓冲能力时，会引起酸中毒。
③ 酮血症：当糖类物质利用受阻或长期不能进食，机体所需能量不能从糖的氧化取得，于是大量动用脂肪提供能量，脂肪酸大量氧化，生成的酮体超过了肝外组织所能利用的限度，导致血液中酮体堆积，含量升高，临床上称为酮血症。
④ 酮尿症：发生酮血症的同时，在尿液中有大量的酮体出现，称酮尿症。

(三) 碳水化合物的缺乏和过量

碳水化合物摄入过少,可造成膳食蛋白质浪费,组织蛋白质和脂肪分解增强以及阳离子的丢失等;体内脂肪代谢供能,出现酮体积聚,严重可导致机体酸中毒;易疲乏,易导致低血糖,产生头晕、心悸、脑功能障碍等。

碳水化合物摄入过多,就会转化成脂肪贮存于身体内,使人过于肥胖从而导致各类疾病,如高血脂、糖尿病等。

(四) 碳水化合物的膳食来源

膳食中的碳水化合物应有不同的来源,包括淀粉、非淀粉多糖、低聚糖等,但应限制精制糖(也称添加糖)的摄入量。

单糖和二糖的主要食物来源是蔗糖、含糖饮料、水果、糖果、甜食糕点及蜂蜜等。

淀粉的主要来源是谷类和薯类,且粮谷类一般含碳水化合物为 60—80%,薯类为 15—29%,豆类为 40—60%。

膳食纤维的主要来源是全谷物、豆类、水果、蔬菜及马铃薯。其中,坚果和种子中的膳食纤维含量很高;燕麦和大麦中水溶性和黏性的多聚糖、β-葡聚糖、果胶含量很高;谷类中的纤维素、半纤维素、低聚糖等常常同时存在,而精加工谷类食品中的膳食纤维含量较低。

小贴士

什么是"添加糖"

添加糖(free sugar)不包含水果或牛奶中天然所含的糖,仅指作为甜味调节配料而在食品中额外使用的糖,包括白糖、果葡糖浆、果糖、葡萄糖、蜂蜜、乳糖、麦芽糖、海藻糖、红糖。添加糖为空白能量食物,仅含有高能量,没有维生素,没有矿物质,也没有蛋白质等其他营养物质。人体每天摄入的能量比较稳定,添加糖吃得越多,其他富有营养的食物就吃得越少,这样微量营养素和蛋白质也就缺得越多。另外,添加糖还容易引起龋齿、肥胖等。

世界卫生组织在 2014 年的营养指南中建议:

-成人每天添加糖摄入量必须控制在当日摄入总能量的 10% 以下,即不超过 50 g/d,理想目标是 5% 以下,即 25 g/d 以内;

-婴幼儿同成人一样,每天添加糖摄入量必须控制在摄入总能量的 10% 以下。以 1 岁男童每日能量推荐摄入量 900 kcal 为例,添加糖摄入量应控制在 22.5 g/d 以内,达到 5% 目标则每天不超过 11.25 g,其约相当于含糖饮料 100 ml 中的含糖量。

第三节　微量营养素

　　微量营养素包括维生素和矿物质。相对宏量营养素而言,虽然人体对微量营养素的需要量较少,但是每种微量营养素都有其特殊的生理功能,对促进机体生长发育、调节身体机能以及维持重要的新陈代谢都十分必要。

一、维生素

　　维生素是维持机体生命活动过程所必需的一类微量的低分子有机化合物。除维生素 D 外,维生素一般不能在体内合成或者合成量较小,必须通过摄取食物得到。少量的维生素就能满足人体需要,但是绝对不能缺少,其在机体的代谢、生长发育等过程中起着极其重要的作用。它们具有共同的特点,均以维生素本身或者前体[1]的形式存在于天然食物中;虽然不是机体的组成成分,不能提供能量,但是负担着特殊的代谢功能。

　　根据溶解性,维生素可以分为脂溶性维生素和水溶性维生素。

(一)脂溶性维生素

　　脂溶性维生素是不溶于水而溶于脂肪及非极性有机溶剂(如苯、乙醚及氯仿等)的一类维生素,包括维生素 A、维生素 D、维生素 E 以及维生素 K。它们常与食物中的脂类共存,其在机体中的吸收与肠道中的脂类密切相关。

　　脂溶性维生素 A 和维生素 D 存在体内蓄积的问题,如果摄入量过多会导致中毒现象,如果摄入量过少则会缓慢出现缺乏症状。由于人群维生素 E 和维生素 K 的缺乏较为少见,

---

① 前体:反应或过程的预前阶段中所存在的或所形成的一种物质,后来会转变为另一物质或体系。

所以这里只对维生素 A 和维生素 D 进行介绍。

1. 维生素 A

维生素 A 是指所有具有视黄醇生物活性的一类化合物。膳食维生素 A 的来源包括动物性食物的类视黄醇和植物性的维生素 A 原①类胡萝卜素②,两者具有不同的维生素 A 活性,但对酸碱都很稳定,同时应避免与氧、高温和光接触,一般烹调和罐头加工不易破坏其活性。

（1）主要生理功能

① 维持上皮黏膜层的完整性。维生素 A 对上皮细胞的细胞膜起稳定作用,缺乏维生素 A 会造成全身各种组织的上皮细胞都受影响,最早出现症状的是眼部,可导致干眼症、结膜或角膜干燥、软化甚至穿孔。

② 构成视觉细胞内的感光物质。视网膜细胞内含有感光物质——视紫红质,其为弱光下视觉的必需物质。随着视黄醇的不断消耗,人体必须不断补充维生素 A 才能维持视紫红质的合成,来保证暗适应功能,避免夜盲症③。

③ 促进生长发育和维护生殖功能。维生素 A 参与细胞的 DNA 和 RNA 的合成。缺乏维生素 A 的儿童会出现生长停滞、发育迟缓、骨骼发育不良。此外,缺乏维生素 A 的孕妇所生的新生儿体重轻。

④ 维持和促进免疫功能。

（2）缺乏与过量

长期缺乏维生素 A 会患夜盲症,易受感染性疾病影响,皮肤粗糙、干燥、呈鳞状,丧失嗅觉和食欲,易疲劳,干眼症,牙齿有缺陷,牙龈发育迟缓。维生素 A 缺乏是导致 5 岁以下儿童死亡的主要因素之一,也是发展中国家常见的微量营养素营养不良问题。

长期摄入过量动物源性的维生素 A 或维生素 A 营养素补充剂可引起中毒,表现为恶心、呕吐、眩晕、视觉模糊、肌肉活动失调,继而出现厌食、乏力、嗜睡等症状,婴幼儿一旦中毒危害极大。植物源性的维生素 A(类胡萝卜素)毒性较低,大量摄入富含类胡萝卜素的食物（如番茄、胡萝卜、南瓜）可以引起皮肤黄染,血浆类胡萝卜素含量升高,停止食用后,症状就会消失。

（3）膳食来源

维生素 A 的最佳膳食来源是动物性食物,特别是肝脏、鸡蛋和奶制品,这类食物的维生素

---

① 维生素 A 原:有些类胡萝卜素具有与维生素 A_1 相同的环结构,在体内可转变为维生素 A,故称为维生素 A 原。

② 类胡萝卜素:可以在小肠和肝细胞内转变成视黄醇,被人体利用。

③ 夜盲症:维生素 A 缺乏典型症状之一。由于体内维生素 A 缺乏,视网膜杆状细胞中的视紫红质合成减少,失去正常暗适应能力,弱光下视觉发生障碍,看不清物体。

A均以视黄醇形式存在,容易被人体吸收。水果和蔬菜也富含维生素A,但它们的维生素A以类胡萝卜素形式存在,被人体吸收后还需通过肠粘膜和肝脏转化为视黄醇进而被机体利用。

对于婴幼儿来说,母乳是维生素A的重要来源,而牛乳中的维生素A仅为母乳含量的一半,所以如果用牛乳喂养婴儿,那么还需要给婴儿额外补充维生素A。

2. 维生素D

膳食中的维生素D(钙化醇)分为维生素D_2(麦角钙化醇)和维生素D_3(胆钙化甾醇)两种形式,这两种形式都是以非常相似的方式被人体吸收利用。从营养观点来看,维生素D_3和维生素D_2可认为等价。

(1)主要生理功能

① 维持血液中钙和磷的稳定。维生素D与甲状旁腺素、钙、磷共同调节机体血钙平衡;可以促进小肠对钙的吸收;促进肾脏对钙、磷的重吸收。一般情况下,血液中的钙水平非常稳定,但如果钙离子高了则容易引起高钙血症,导致心脏功能异常;如果钙水平低了则容易引起手足抽搐。

② 促进骨骼和牙齿的形成。维生素D可以促进钙在骨、软骨及牙齿中沉积,促进儿童骨骼和牙齿的形成,维持正常生长发育。

③ 其他。维生素D调节细胞生长发育;发挥类似于激素的作用,参与体内免疫调节。

(2)缺乏与过量

缺乏维生素D可导致佝偻症(儿童)、骨质疏松症、软骨病(成人)。

由于天然食物中维生素D含量低,所以因天然食物引起的维生素D中毒十分罕见。维生素D中毒的主要原因是长期摄入过量维生素D补充剂,或短期内多次给予大剂量维生素D。维生素D中毒的症状包括高血钙症、高尿钙症、厌食、恶心、呕吐、口渴、多尿、皮肤瘙痒、肌肉乏力、关节疼痛等。由于钙可在软组织内沉积,故可造成心脏、肾脏及大动脉钙化[①],引起心血管系统异常并导致肾衰竭。在妊娠期和婴儿初期过多摄入维生素D,可引起初生婴儿体重偏低,严重者可导致智力发育不良及骨硬化。

(3)膳食来源

维生素D_2和D_3在天然食物中并不广泛存在。植物性食物如蘑菇、木耳等菌类含有维生素D_2,动物性食品中含有维生素D_3,以鱼肝和鱼油含量最丰富,其次是鸡蛋、乳牛肉、黄油和咸水鱼,咸水鱼中的鲱鱼、鲑鱼和沙丁鱼含量相对较高。牛乳和人乳中的维生素D含量较低,蔬菜、谷类、水果中几乎不含有维生素D。

婴幼儿应经常接触充足阳光,适宜的阳光可促进维生素D的合成,也可通过补充剂补充

---

① 钙化:指机体的组织由于钙盐的沉着而变硬。

维生素 D。

（二）水溶性维生素

水溶性维生素是可溶于水而不溶于油的一类维生素，包括 B 族维生素（维生素 B_1、维生素 B_2、烟酸、维生素 B_6、叶酸、维生素 B_{12}、泛酸、胆碱、生物素）和维生素 C。除维生素 B_{12} 外，水溶性维生素在体内仅有少量贮存，且易通过尿液排出，所以当水溶性维生素贮存饱和时，多余的维生素便会通过尿液排出，反之，当体内缺乏时，摄入的水溶性维生素则会被机体更多吸收和利用。因此，水溶性维生素几乎无毒性，摄入量偏高一般不会引起中毒现象，但摄入量过少则会较快出现缺乏症状。

1. 维生素 B_1

维生素 B_1 又称硫胺素，是最早发现的一种维生素，又称为抗脚气病因子、抗神经炎因子，其商品形式是盐酸盐和硝酸盐，可溶于水中。

（1）主要生理功能

① 参与碳水化合物和能量代谢。

② 直接参与神经系统的传导功能。

③ 维持正常食欲、胃肠道的蠕动和消化液的分泌。

（2）缺乏与过量

缺乏维生素 B_1 可导致脚气病，引起肌肉萎缩、双腿无力、神经损伤以及心力衰竭。

目前尚未有经口摄入维生素 B_1 发生中毒的报道。

（3）膳食来源

维生素 B_1 来源广泛，动物内脏（肝、心及肾）、肉类、豆类及未加工的粮谷类食物都富含维生素 B_1。如果粮谷类食物在加工过程中被过分碾磨、过度淘洗、过长时间烹调加热，则会极大损失维生素 B_1 的含量。其实果蔬、蛋、奶也含有维生素 B_1，但是含量较低。

2. 维生素 B_2

维生素 B_2 又称核黄素，有苦味，微溶于水，对光稳定。

（1）主要生理功能

① 参与体内生物氧化与能量代谢。

② 参与烟酸和维生素 B_6 的代谢。

③ 改善抗氧化防御系统功能，帮助保持正常的免疫系统功能。

④ 有助于降低同型半胱氨酸[①]水平和血压，维护心血管的健康。

---

① 同型半胱氨酸：同型半胱氨酸是心血管疾病的风险因素。

⑤ 其他。参与药物代谢;有助于维持肠黏膜的结构与功能,影响铁的吸收和转运过程。

（2）缺乏与过量

缺乏维生素 B_2 可引起肤痒、眼干、嘴唇干裂疼痛、眼睛充血、舌头发紫、皮炎、发育迟缓、消化系统紊乱、颤栗、呆滞、油性皮肤。

体内维生素 B_2 量大时会通过尿液排出,故维生素 B_2 几乎无毒性,目前也没有维生素 B_2 摄入过量产生毒性的报道。

（3）膳食来源

维生素 B_2 广泛存在于植物与动物性食品中,且动物性食品中含量较植物性食品高,肝、肾、心脏、乳及蛋类中含量尤为丰富。大豆和各种绿叶蔬菜也是维生素 B_2 的重要来源。另外,由于粮谷类的维生素 B_2 主要存在于谷皮和胚芽中,因此,为避免维生素 B_2 损失,谷类加工不宜过于精细。

3. 烟酸

烟酸又称维生素 B_3、维生素 PP、尼克酸、抗癞皮病[①]因子,在体内也可以以烟酰胺的形式存在,二者具有相同的生理活动。烟酸和烟酰胺溶于水和乙醇,性质稳定,是维生素中最稳定的一种。

（1）主要生理功能

① 参与体内生物氧化与能量代谢。

② 是葡萄糖耐量因子(GTF)的组成部分。葡萄糖耐量因子(GTF)可能是胰岛素的辅助因子,具有增加葡萄糖的利用程度和促使葡萄糖转化为脂肪的作用。

（2）缺乏与过量

缺乏维生素 B_3 可引起癞皮病、胃肠功能紊乱、神经过敏、头痛、疲劳、精神抑郁、不明疼痛、易怒、食欲不振、失眠、皮肤病、肌肉无力、消化不良、呼吸气味难闻、口腔溃疡。

目前尚未有因食物中烟酸引起中毒的报道。烟酸对人体的毒性报道主要见于大剂量（3g/d 以上）服用烟酸补充剂,临床高脂血症病人出现了副反应,但副反应会随剂量减少或停药而缓解。

（3）膳食来源

烟酸和烟酰胺广泛存在于动植物食品中,但动物性食品中存在的主要是烟酸,植物性食品中存在的主要是烟酰胺。肝、肾、瘦畜肉、鱼及坚果中富含烟酸和烟酰胺;乳、蛋中的含量虽不高,但色氨酸较多,人体可将其转化为烟酸;玉米中的烟酸为结合型,不能被人体吸收利

---

① 癞皮病:一般指烟酸缺乏症,烟酸缺乏症又称糙皮病,是因烟酸类维生素缺乏,临床以皮炎、舌炎、肠炎、精神异常及周围神经炎为特征的疾病。

用,但碱(小苏打)可以将其含有的游离烟酸从结合型中释放出来,从而使结合型烟酸的生物利用率增加。

4. 叶酸

叶酸又称维生素 B_9,微溶于水,不溶于乙醇、乙醚等有机溶剂。食物烹调后,叶酸的损失率可达 50—90%。英文中叶酸的单词有两个,分别是 folate 和 folic acid,folate 是指膳食中天然形式的叶酸,而 folic acid 是指人工合成的营养强化剂叶酸,育龄妇女服用的叶酸片就是营养强化剂叶酸(folic acid)。

(1) 主要生理功能

① 参与核酸和蛋白质合成。

② 控制基因表达。

③ 有助于降低同型半胱氨酸水平和血压,维护心血管的健康。

(2) 缺乏与过量

缺乏叶酸可引起胃肠道紊乱;巨幼红细胞贫血[①];出生缺陷;增加成年人心血管疾病、癌症和老年痴呆的风险;白发。

天然膳食叶酸不存在摄入过量而致中毒的问题,但长期摄入大剂量人工合成叶酸时,可能产生毒副作用,包括干扰抗惊厥[②]药物、诱发病人惊厥发作;干扰锌吸收从而导致锌缺乏,使胎儿发育迟缓,低出生体重发生风险增加;掩盖维生素 B_{12} 缺乏的早期表现,延误诊断和治疗。

(3) 膳食来源

叶酸广泛存在于各种动植物食品中,动物肝脏、豆类、坚果、绿叶蔬菜、水果、酵母等富含叶酸。食物中叶酸的生物利用率仅为 50%,但叶酸补充剂或叶酸强化食品中叶酸的生物利用率可达 85%,是单纯来源于食物中叶酸的利用率的 1.7 倍。

5. 维生素 B_{12}

维生素 B_{12} 有两个含义,作为营养强化剂时,维生素 B_{12} 指氰钴胺;在人体中时,维生素 B_{12} 指有活性的各种钴胺素的统称。人体对维生素 B_{12} 的需要量很少,以微克计。

(1) 主要生理功能

① 参与核酸和蛋白质合成。

② 参与同型半胱氨酸和甲基丙二酸的代谢,可降低两者水平。甲基丙二酸血症表现为

---

① 巨幼红细胞贫血:维生素 B_{12}、维生素 B_6 和叶酸等造血原料缺乏,导致骨髓中出现巨幼红细胞的一种贫血。巨幼红细胞是形态上和功能上都异常的各阶段幼稚红细胞,其实质是细胞内脱氧核糖核酸合成障碍及分裂受阻。

② 惊厥:是全身骨骼肌的不随意收缩,可发生于全身或局限于某些肌群,呈强直或阵挛性抽搐,常见于药热、子痫、破伤风及某些药物引起的中枢神经系统兴奋。

严重的间歇性酮酸中毒症状,常伴有中枢神经系统症状。

（2）缺乏与过量

缺乏维生素 B_{12} 可引起恶性贫血,食欲不振,儿童发育停滞,疲倦,大脑受损,神经损伤,神经炎,脊髓退化,抑郁,平衡失调。

目前没有出现由膳食或补充剂摄入过量维生素 B_{12} 引起人体有害作用的报道。

（3）膳食来源

膳食中维生素 B_{12} 的来源为动物性食品,如动物内脏、鱼、禽、贝类及蛋类,乳及乳制品中含量少,植物性食品中基本不含维生素 B_{12}。如果母亲是严格的素食者,那么其母乳喂养的婴儿存在维生素 B_{12} 缺乏风险。

6. 维生素 C

维生素 C 又称抗坏血酸,自然界存在有 L-型和 D-型两种,但 D-型无生物活性,合成的 D-型维生素 C 在食品中常用作抗氧化剂。维生素 C 是一种白色结晶,具有强还原性,干燥时十分稳定,但在溶液中很不稳定。

（1）主要生理功能

① 参加羟化反应。羟化反应是体内许多重要物质合成或分解的必要步骤,如胶原和神经递质的合成,各种有机药物或毒物的转化等。

② 抗氧化作用。维生素 C 在氧化还原反应过程中发挥重要作用,包括促进抗体形成;促进铁的吸收;参与叶酸代谢;清除自由基。

③ 提高机体免疫力。白细胞[①]的吞噬功能依赖于血浆的维生素 C 水平。

④ 解毒。大剂量维生素 C 对某些重金属离子铅、汞、砷、镉,以及苯、细菌毒素和某些药物具有解毒作用。

（2）缺乏与过量

缺乏维生素 C 可引起坏血病、牙龈不稳和出血、关节肿痛、伤口愈合缓慢、易骨折、淤血、鼻出血、龋齿、食欲不振、肌肉无力、皮下出血、毛细血管管壁脆、贫血、消化能力受损。

维生素 C 的毒性很小。如果摄入过量,可能会导致泌尿系统结石。如果每日摄入维生素 C 的量超过 2—3 g,可引起渗透性腹泻等症状。

（3）膳食来源

维生素 C 的主要食物来源是新鲜蔬菜与水果。蔬菜中的辣椒、茼蒿、苦瓜、豆角、菠菜、土豆、韭菜等含量尤其丰富,水果中的酸枣、鲜枣、草莓、柑橘、柠檬含量也较多。另外,由于

---

① 白细胞:是人体与疾病斗争的"卫士"。当病菌侵入人体体内时,白细胞能通过变形而穿过毛细血管壁,集中到病菌入侵部位,将病菌包围、吞噬。如果体内的白细胞的数量高于正常值,很可能是身体有了炎症。

维生素 C 在促进人体对食物中的非血红素铁的吸收方面起重要作用,因此,摄入微量维生素 C 有助于改善缺铁,特别是有助于那些由于肉类、鱼类或家禽类等食品消费量低的群体的铁营养改善。

二、矿物质

人体体重的 4—5％由多种不同的无机元素组成,其中有 20 多种是人体必需或可能必需的,营养学中称这类物质为矿物质。根据在体内的含量不同,矿物质又可分为常量元素和微量元素。

常量元素是指在体内的含量大于体重 0.01％的矿物元素,如钙、磷、钾、钠、硫、氯、镁,是人体组成的必需元素。其中,有些元素是构成组织的重要成分,如骨骼中的钙、磷、镁,蛋白质中的硫、磷等;有些构成电解质①,如氯离子、钠钾离子等,维持生命所需的正常渗透压和酸碱平衡;有些是维持神经和肌肉的正常兴奋性,如钾、钠、钙等;还有些是参与构成酶的成分等。

微量元素是指在体内的含量小于体重 0.01％或成人每天需要量在 1—100 mg 的矿物元素。其中,有些是人体所必需的,包括碘、铁、锌、硒、铜、钼、铬、钴,共 8 种;有些是人体可能必需的,包括锰、硅、镍、硼、钒,共 5 种;有些具有潜在毒性,但在低剂量时,对人体可能具有必需功能,包括氟、铅、镉、汞、砷、铝、锂、锡。微量元素在人体中的形式多样:有些是酶的活性因子,如谷胱甘肽过氧化酶中含有硒;有些是维生素中的活性因子,如维生素 B_{12} 含有钴;有些起着构成激素或参与激素的作用,如甲状腺素含有碘;其他的如血红蛋白中含有铁等。

矿物质在体内不能被合成,必须通过食物和饮水摄取。我国人群比较容易缺乏的矿物质主要是钙、锌、铁、碘、硒等。

这里将主要介绍婴幼儿营养健康领域非常受关注的 4 种人体必需的矿物元素——钙、铁、锌、碘。

1. 钙

钙是人体含量最多的矿物质元素,大约相当于人体体重的 1.5—2.0％。99％的钙集中在骨骼和牙齿中,其余 1％分布于软组织、细胞外液和血液中。骨骼和牙齿中的钙以羟磷灰石和磷酸钙的形式存在,而软组织和体液中的钙以游离或结合形式存在,我们将软组织和体液中的钙统称为混溶钙池。钙池中的离子化钙是钙的生理活性形式,对于维持体内细胞正常的生理状态,调节人体的生理功能发挥着重要的作用。另外,混溶钙池与骨钙保持着动态

---

① 电解质:体液中以离子形式存在的各种溶质的总称。有无机离子、蛋白质和有机酸三类。在细胞外液中以 Na^+ 和 Cl^- 为多,在细胞内液中则以 K^+、HPO_4^{2-} 蛋白质离子为主。这种分布有助于维持机体的渗透平衡、酸碱平衡和电荷平衡。无机离子大部分最终随尿排出体外,能形成难溶解的盐类则随粪便排出。

平衡,以维持所有细胞的正常生理状态。人体血液中钙的浓度非常稳定,如果从膳食摄取的钙多了,那么一部分钙就会通过混溶钙池进入骨骼中,但如果膳食的钙摄入严重不足或异常丢失时,人体就会动员骨骼中的钙进入这一混溶钙池,稳定血钙水平,以维持人体的正常生理需要。

（1）主要生理功能

① 构成骨骼和牙齿的主要成分。

② 维持神经和肌肉的兴奋性。当血浆钙离子浓度明显下降时,可引起手足抽搐和惊厥。

③ 促进细胞信息传递。

④ 参与血液凝固。作为辅助因子参与血液凝固多个过程,有助于止血与伤口的愈合。

⑤ 其他。调节机体酶的活性和维持细胞膜的稳定性等。

（2）缺乏与过量

缺乏钙可导致血钙过低、佝偻病、骨质疏松等。

给婴幼儿补钙过多也有一定危害,可能会导致婴幼儿囟门早闭,干扰婴幼儿对铁和锌的吸收。

（3）膳食来源

奶和奶制品是钙的重要来源。奶中钙含量丰富,人体对其的吸收率也高,且牛奶中钙含量约达 100—120 mg/100 mL。

大豆及其制品含钙量也高,豆腐中钙含量为 110—140 mg/100 g。

其他如可连骨吃的小鱼、小虾及一些深绿色菜、菜花等也是钙的较好来源。

钙吸收率受膳食中草酸盐和植酸的影响,钙与草酸或植酸可形成肠道无法吸收的不溶性物。例如,虽然苋菜、菠菜、空心菜中钙含量高,但是草酸含量也高,对钙的吸收有抑制作用。不过部分食物经特殊处理后可以大大降低植酸含量,减少人体对钙、铁、锌等矿物质吸收的抑制作用,利于吸收,例如经发酵后的馒头。

对于纯母乳喂养的婴儿,只要母乳充足,钙营养足够。

2. 铁

铁的性质较为活跃,固体时是以金属或化合物形式存在,在水溶液中是以亚铁（Fe^{2+}）和三价铁（Fe^{3+}）形式存在。这两种形式的铁在外环境中很容易相互变换,在机体中发挥生理功能。体内铁分为功能铁和储备铁,正常人体内每 kg 体重中含铁为 30—40 mg,其中 2/3 是功能铁,其余以储存性铁存在。功能铁大部分存在于血红蛋白和肌红蛋白中,少部分存在于含铁的酶和运输铁中。储备铁以铁蛋白和含铁血黄素两种形式存在于肝、脾和骨髓中。

婴幼儿膳食摄入的铁,一是补充自身新陈代谢从皮肤上皮细胞和肠道上皮细胞凋亡脱落的损失,二是用于组织器官的生长发育,三是成为储存铁。母乳中含铁较低,所以 6 个月内婴儿消耗的铁主要来自胎儿出生时的铁储备,但是满 6 月龄后,母体带来的储备铁就会耗尽。因此,婴幼儿生长发育所需的铁基本上 100% 由辅食提供,提供的铁量要达到 10 mg/d,接近成年男性的膳食推荐量(12 mg/d)。也就是说,辅食需要用含铁高的食物制作。

(1) 主要生理功能

① 参与体内氧的运送和组织呼吸过程。

② 维持正常的造血功能。

③ 其他功能。增强机体的抗感染能力;能催化促进 β-胡萝卜素转化为维生素 A,参与嘌呤与胶原的合成、抗体的产生、脂类从血液中转运以及药物在肝脏的解毒等。

(2) 缺乏与过量

缺乏铁会导致铁缺乏和缺铁性贫血[①]。

人体不具有将铁主动排出的功能,丢失铁的主要途径是皮肤、呼吸道、胃肠道和泌尿系统黏膜细胞新陈代谢细胞脱落死亡所致,但这部分的丢失也极其有限。因此,长期摄入过量铁、蓄积后可导致铁负荷过度,继而出现慢性中毒。体内铁的储存过多与多种疾病如心脏和肝脏疾病、糖尿病、某些肿瘤有关。肝脏是铁储存的主要器官,肝铁过载可导致肝纤维化甚至肝硬化、肝细胞瘤等。铁通过催化生成自由基,对脂肪酸、蛋白质和核酸造成明显损害,加速细胞老化和死亡。

(3) 膳食来源

膳食铁的来源可分成血红素铁和非血红素铁。

血红素铁来自动物性食物,比如动物肝脏、血、瘦肉等,不仅含铁丰富而且吸收率也高,且其吸收可以整体吸收入血,基本不受膳食其他成分的影响。

非血红素铁主要来自植物性食品,比如芝麻、各种豆类、坚果、红糖。蔬菜中的油菜、苋菜、芹菜、韭菜等也含有丰富的铁。非血红素铁是人体大部分铁的膳食来源,但这类铁的吸收受膳食因素影响较大,如豆类和谷类中的植酸,以及茶、咖啡和高粱属中的酚类化合物都会抑制铁的吸收,不过来源于水果和蔬菜的维生素 C 可以促进铁的吸收。通过发酵、发芽、浸泡等方法可以降解食物中的植酸,从而提高膳食铁的吸收率。

3. 锌

锌分布于体内所有组织中,肝、肾、胰、脑等组织含锌量较多。锌在体内以二价正离子(Zn^{2+})存在,在体内不参与氧化还原化学反应。锌是人体内多种酶的必需成分,在人体发育、认知行为、创伤愈合、味觉和免疫调节方面发挥重要作用。

---

① 铁缺乏和缺铁性贫血:二者都是因为机体缺铁,但有些许差异,铁缺乏不一定是缺铁性贫血,但缺铁性贫血一定有铁缺乏。

快速生长的婴幼儿对锌的需要量相对较高,而且伴随着母乳锌含量的不断下降,4—6月龄婴儿容易发生锌缺乏。由于乳汁中锌含量与母体锌摄入量并无相关性,所以哺乳期母亲补锌对母乳锌含量作用不明显。

（1）生理功能

① 促进生长发育。锌参与蛋白质合成,细胞生长、分裂和分化等过程,对胎儿生长发育、促进性器官和性功能发育均具有重要调节作用。

② 促进机体免疫功能。锌可促进淋巴细胞的增殖,增加 T 细胞的数量和活力。

③ 是含锌酶的组成成分或酶的激活剂。已知体内有 200 多种酶与锌有关,这些酶在参与组织呼吸、能量代谢及抗氧化中发挥重要作用。

④ 维持细胞膜稳定。锌可增强细胞膜稳定性和抗氧自由基的能力,保护细胞膜的完整性。缺锌可影响细胞膜发挥屏障功能、转运功能等。

⑤ 其他功能。锌与唾液蛋白结合成味觉素可增进食欲,缺锌可影响味觉和食欲,甚至发生异食癖;锌对皮肤和视力具有保护作用,缺锌可引起皮肤粗糙和上皮角化。

（2）缺乏与过量

缺乏锌会引起食欲减退、异食癖、生长发育停滞,儿童长期缺锌可导致侏儒症。

对人体来说,锌被认为是相对无毒的微量元素。这是由于在锌正常摄入量和产生有害剂量之间有一个相对较宽的范围,加之人体具有有效的体内平衡机制,因此,一般来说,人体不易发生锌中毒,但盲目补锌或食用镀锌罐头或污染锌的食物可引起锌过量或锌中毒。过量的锌会干扰铜、铁等其他微量元素的吸收和利用,损害免疫功能等。

（3）膳食来源

贝类海产品、红色肉类、动物内脏类是锌的良好来源,干果类、谷类胚芽和麦麸也富含锌,但精细的粮食加工过程会导致大量锌损失。例如小麦加工成精面粉约有 80％ 的锌会被去掉。蛋类、奶酪、虾、豆类、谷类胚芽、燕麦、花生等也是锌的良好来源。一般植物性食品含锌较低,动物脂肪、植物油、水果、蔬菜、奶糖、白面包和普通饮料等食物含锌量也较低。

与铁相似,锌的吸收受膳食因素影响也较大,我们可以通过降低食物中的植酸含量来提高膳食锌的吸收率。比如可以通过发酵(如馒头制作)、发芽(黄豆芽或绿豆芽)等方法降低植酸含量。需要提醒的是,虽然维生素 C 是铁吸收的促进剂,但是不能促进锌吸收。

4. 碘

人体碘的来源,80—90％来自食物(高碘地区除外[①]),10—20％来自饮水,来自空气的碘

---

① 目前高水碘地区不再要求食盐必须加碘,或者使用低剂量加碘食盐。但如果水碘含量太高,则需要通过市政供水来解决。

不足 5%。食物中的碘分为有机碘和无机碘两种形式,无机碘在胃和小肠几乎 100% 被迅速吸收,有机碘则在消化道被消化,脱碘后以无机碘形式被吸收。此外,与氨基酸结合的碘可直接被吸收。

成人体内含碘 20—50 mg,其中 15 mg 集中在甲状腺中。

（1）生理功能

由于碘在体内主要参与甲状腺激素的合成,所以其生理作用也是通过甲状腺激素的作用表现出来,具体包括:

① 促进生长发育。甲状腺激素与生长激素具有协同作用,调控年幼期的生长发育,包括发育期儿童的身高、体重、肌肉、骨骼的增长和性发育,这些都必须有甲状腺素参与。

② 参与脑发育。在脑发育的关键时期(从妊娠开始至出生后 2 岁),神经系统的发育必须依赖于甲状腺激素的存在。

③ 调节新陈代谢。通过促进物质的分解代谢,增加氧耗量,产生能量,影响基础代谢率,从而增强新陈代谢和保持体温。

④ 对其他器官系统功能的影响。甲状腺激素是维持机体基础活动的激素,因此对机体几乎所有系统都有不同程度的影响,如心血管系统、神经系统、消化系统和肌肉等。

（2）缺乏与过量

碘缺乏症和过多症的症状很相似。

碘缺乏症,包括克汀病、甲状腺肿、智力障碍等。

碘过多症主要表现为甲状腺功能减退症、甲状腺肿大、自身免疫性甲状腺疾病、碘致甲状腺功能亢进症、甲状腺癌等。目前报道的碘过量摄入人群,其最常见的表现是促甲状腺激素水平升高,出现亚临床甲状腺功能减退症。

（3）膳食来源

机体需要的碘可以从饮水、食物及食盐中获取。含碘最丰富的食物为海产品(如海带、紫菜等)。蛋、奶含碘量也相对稍高,其次为肉类,淡水鱼的含碘量低于肉类,植物含碘量是最低的,特别是水果和蔬菜。另外,木薯等一些食物天然含有会抑制甲状腺碘化物转运的物质,高剂量时会与甲状腺激素合成发生竞争作用,抑制甲状腺对碘的吸收。因此,过量食用木薯等可导致甲状腺肿大。

另外,食盐碘的强化在我国实施已久,也已实现全国覆盖,不仅纠正了我国居民的碘缺乏,还消除了缺碘导致的危害。需注意,碘需要长期补充,一旦停止碘补充后,已改善人群会再度发生碘缺乏。

第四节　食物种类及其营养

《中国居民膳食指南（2016）》中指出，从营养学角度来看，食物一般分为五大类，分别是：

- 谷类及薯类
- 动物性（畜禽鱼蛋奶类）食物
- 豆类及其制品
- 蔬菜水果类
- 纯热能食物

这其中的每一类食物为机体提供的营养都有所不同。

一、谷类及薯类

（一）谷类

1. 谷类食物的营养特点

谷类为禾本科植物的种子，主要有小麦、稻米、玉米、高粱及小米等。谷类食品在中国人膳食中占有重要位置，富含多种营养素：

- 谷类（所含碳水化合物）的主要形式为淀粉，含量可达70％以上，提供人类每日摄取膳食中50—65％的能量，为膳食中的主要供能食物种类也是提供人体所需能量的最经济、最重要的食物来源；

- 谷类所含蛋白质的含量一般变动在7.5—15％之间，其氨基酸组成以赖氨酸最为缺乏，如前面章节所述，赖氨酸为限制氨基酸，其缺乏会造成食物蛋白质营养价值降低；

- 谷类也是提供B族维生素、矿物质以及膳食纤维的重要食物来源，尤其是膳食中维生素 B_1 及尼克酸（即维生素 B_3）的主要来源。

谷类结构包括谷皮（麸糠）、谷皮内层（糊粉层）、胚乳及位于糊粉层里面的谷胚。每一部分富含营养素的情况都不同：

- 谷皮中主要含有纤维素、半纤维素以及矿物质；
- 谷皮内层（糊粉层）主要含蛋白质和B族维生素；
- 胚乳主要含淀粉和少量蛋白质；
- 谷胚主要含B族维生素、维生素E、脂肪、蛋白质、碳水化合物以及矿物质。

2. 谷类存储过程中会损失的营养成分

谷类及谷类制品在存储过程中最主要的营养损失是脂肪酸酸败[①]和维生素含量下降。在避光阴凉、干燥通风的储存环境下,谷物可以存放很长时间,可达数年。但当储存环境湿度增大、水分含量变高以及存储环境中温度上升等条件发生改变,会使谷粒内酶的活性增大,呼吸作用加强,使谷粒发热,促进真菌(黄曲霉素等)生长,从而导致蛋白质、脂肪分解产物积聚,酸度升高,最后霉烂变质,失去食用价值。

3. 谷类制作过程中的营养损失

谷物在加工过程中最容易损失的营养成分是维生素和矿物质:

- 精细碾磨过程:谷粒中 70% 以上的维生素和矿物质会流失,膳食纤维的损失则更多;
- 淘洗过程:会造成谷物所含水溶性维生素如维生素 B_1、B_2 和尼克酸(即维生素 B_3)等的流失,同时蛋白质、脂肪以及碳水化合物也会有部分损失;
- 蒸煮过程:会损失部分维生素,如使用加碱蒸煮、高温油炸的烹饪方法,维生素损失会更多;
- 烧烤烹饪过程:会因温度过高,米面中的赖氨酸与碳水化合物发生羰氨反应产生糖色物质,使赖氨酸失去作用,降低蛋白质的营养价值。

(二) 薯类

1. 薯类食物的营养特点

薯类主要指甘薯和马铃薯等,其含有 70% 以上的水分和较低的能量,淀粉含量为 15—25%。因为其含有较多的淀粉,所以常常被作为主食食用。

按干物质[②]计算,甘薯和马铃薯的维生素和矿物质含量比一般的谷类食物要高,并且含有相当高的维生素 C。尤其是红心甘薯,含有丰富的类胡萝卜素,是典型的高营养、低能量、高膳食纤维的食物种类。

2. 薯类存储过程中会损失的营养成分

因薯类水分含量高,如保存在潮湿阴冷的环境下,容易被各种微生物利用而产生有毒有害物质从而降低营养价值。

3. 薯类制作过程中的营养损失

选用蒸、煮、烤的烹饪方式制作薯类可以很好的保留其所含营养成分不受破坏。但高温油炸等烹饪方式会破坏维生素 C,并且油脂的使用会增加薯类食物的脂肪含量,脂肪在高温下易发生氧化反应产生一些致癌聚合物,降低薯类食物的营养价值。

---

① 脂肪酸酸败:俗称产生哈喇味,是由于不饱和脂肪酸的自动氧化,产生的过氧化物进一步挥发出醛酮等有机物。
② 干物质:指去除水分后的有机物,即"干货"的重量。

二、动物性食物类

（一）畜类

1. 畜类食物的营养特点

畜类食物除猪、牛、羊等大型牲畜动物的肉外，还包括其内脏。畜肉类食物主要提供蛋白质、脂肪、维生素和矿物质，含量随动物的种类、年龄、肥厚度及部位的不同具有很大差异。其营养特点具体如下：

- 蛋白质：畜肉是蛋白质的重要来源，而且其蛋白为完全蛋白，所含氨基酸的种类齐全，所以生物价优于植物性蛋白。但因结缔组织中的胶原蛋白及弹性蛋白缺乏色氨酸，所以生物价稍低。内脏，比如心、肝、肾等也含有较高的蛋白质。以肉的种类而言，猪肉的蛋白含量低于其他肉种。猪肉蛋白含量为 13.2% 左右，牛肉为 20%，而羊肉介于猪肉和牛肉之间。就部位而言，畜肉的瘦肉部分中，蛋白含量最高的是里脊部位（脊背部的背长肌），而胸脯肉的蛋白含量相对较低。

- 脂肪：猪肉的脂肪含量最高，羊肉次之，牛肉最低。猪瘦肉的脂肪含量为 6.2% 左右，羊瘦肉为 3.2%，牛瘦肉仅为 2.3%。因动物脂肪所含的必需脂肪酸含量低于植物油脂，因此其营养价值也低于植物油脂。

- 碳水化合物：畜肉的碳水化合物为 1—3% 左右，主要以糖原的形式存在于肉及肝脏中。

- 维生素：畜肉中 B 族维生素的含量较高，其中猪肉的维生素 B_1 含量最高，牛肉的叶酸含量最高。动物肝脏则是维生素的优质来源，含有大量维生素 A、D、B_2 等。

- 矿物质：畜肉中矿物质含量一般为 0.8—1.2% 左右，内脏高于瘦肉，瘦肉高于肥肉。其中最重要的矿物质为铁，以猪肝中最为丰富。畜禽肉类中的铁多以血红素铁的形式存在，消化吸收率较高。

2. 畜类食物在存储过程中会损失的营养成分

如果长时间常温放置畜类，那么畜类会出现腐败变质，一些氨基酸如组氨酸、酪氨酸和色氨酸会形成有毒的组胺、酪胺和色胺，从而降低营养价值。

3. 畜类食物在制作过程中会损失的营养成分

畜类经冷冻储存后，解冻过程中，除水溶性维生素会有少量损失外，对其他营养成分影响不大。

在加工畜类时，水洗过程可能使部分脂肪、蛋白质、无机盐和维生素及含氮化合物溶于水而损失，从而影响畜类的鲜味及营养价值。而烹饪过程，如高温加热，会有少量蛋白质及含氮溶出物，游离无机盐及 B 族维生素损失进入汤汁中。

(二) 禽类

1. 禽类食物的营养特点

禽类食物包括鸡、鸭、鹅及其内脏,其中鸡及其肝等内脏为最常见的禽肉类食物。禽类的营养价值与畜类相似,但因其肉质更加细嫩,所以比畜类更容易消化吸收。其营养特点具体如下:

- 蛋白质:禽类跟畜类一样,蛋白为完全蛋白,属于优质蛋白。其中鸡肉的蛋白质含量较高,为20%,鸭肉约16%,鹅肉为18%。

- 脂肪:与畜类相比,禽类中的不饱和脂肪酸含量较高,室温条件下呈半固体状态。如前面章节所述,所富含的亚油酸是人体必需脂肪酸,因此就脂肪酸营养价值来说,禽类略高于畜类。

- 碳水化合物:与畜肉相似。

- 维生素:维生素组成与畜肉类似,含有丰富的维生素B族,特别是尼克酸含量丰富。禽肉类还含有较多的维生素E。

- 矿物质:矿物质情况与畜类相似,铁、锌、硒等含量较高,但钙的含量偏低。肝脏中含有丰富的铁,是铁元素的优质来源。

2. 禽类食物在存储及制作过程中会损失的营养成分

禽类食物在存储及制作过程中会损失的营养成分基本同畜类食物。

(三) 水产品类

1. 水产品类食物的营养特点

水产品类包括各种鱼类及虾、蟹、贝等,是优质蛋白和优质脂肪酸的重要来源。水产品类食物普遍水分含量高,肌纤维短,间质蛋白较少,与畜禽类相比,更利于人体对其蛋白及各种营养素的消化吸收。其营养特点具体如下:

- 蛋白质:鱼、虾、蟹等食物中的蛋白均为优质蛋白,含有丰富的必需氨基酸。蛋氨酸和赖氨酸含量较高,且易于消化,为理想的蛋白质源食物。鱼类蛋白质含量较高,平均为15—20%左右;虾的蛋白质含量平均约16—20%左右。

- 脂肪:鱼类脂肪含量仅为1—10%左右,含不饱和脂肪酸比例较高,如亚麻酸、亚油酸和花生四烯酸等。并且富含20—24碳的长链不饱和脂肪酸,如二十碳五烯酸(EPA)、二十二碳六烯酸(DHA)等,人体对其的消化吸收率在95%以上。

- 碳水化合物:水产品类的碳水化合物含量较低,如鱼类一般为1.5%左右。

- 维生素:水产品中维生素A、D的含量均高于畜肉类,且有些水产品(比如黄鳝、螺肉、蟹肉)中的维生素 B_2 含量较高。

● 矿物质：水产品中的矿物质主要有钾、磷、钙、钠、镁、锌等，而甲壳类水产是锌、铜等微量元素的最佳来源。

2. 水产品类食物在存储及制作过程中会损失的营养成分

水产品类食物要避免长时间存储，尤其是甲壳类(虾、贝及蟹)。长时间储存的水产品类食物在微生物作用下会产生组胺毒素，降低营养价值并且对人体有害。

另外鱼类及甲壳类水产中含有硫胺素酶，生食鱼及甲壳类会造成摄入食物所含维生素 B_1 的降解，阻碍维生素吸收。与畜禽类相似，过度水洗可能使部分脂肪、蛋白质、无机盐和维生素及含氮化合物溶于水而损失。长时间烹饪过程，如高温加热，会有少量蛋白质及含氮溶出物，游离无机盐及 B 族维生素损失进入汤汁中。

(四) 蛋类

1. 蛋类食物的营养特点

蛋类包括各种禽类的蛋，如鸡蛋、鸭蛋、鹅蛋等。其中，鸡蛋营养均衡且全面，被认为是最经济实惠的天然方便食品。鸡蛋的蛋黄和蛋清分别占全蛋的 1/3 和 2/3，蛋清中主要为蛋白质，而蛋黄中含有部分矿物质、维生素和脂肪类。其营养特点具体如下：

● 蛋白质：蛋类的蛋白质一般都在 10% 以上，虽然略低于畜禽鱼肉类，但其所含蛋白为优质蛋白。鸡蛋的蛋白为所有食物蛋白中生物营养价值最高的蛋白质，各种氨基酸配比合理，常被作为参考蛋白①使用。

● 脂肪：蛋类的脂肪含量为 9—15% 左右，大部分存在于蛋黄中。蛋黄中还有较多的磷脂(卵磷脂和脑磷脂)及胆固醇。

● 维生素：蛋类的维生素种类比较齐全，其中维生素 A、D、B_6、B_{12}、核黄素、硫胺素等含量丰富，且大部分集中于蛋黄中。

● 矿物质：蛋中的矿物元素含量较为丰富，其中铁含量相对较高，但由于受卵黄高磷蛋白的影响，所以人体对蛋类中铁的吸收利用率较低。

2. 蛋类在存储过程中会损失的营养成分

低温保存蛋类时，比如在 0℃ 的冰箱中存放鸡蛋，会损失部分维生素 B_{12}、尼克酸和叶酸，对其他成分影响不大。

3. 蛋类在制作过程中会损失的营养成分

因蛋清中含有抗营养因子，所以蒸煮后变为固体的蛋清的营养价值更高，反而利于人体

---

① 参考蛋白：是指与人体氨基酸模式最接近的蛋白质。

对其的吸收。但在煎烤蛋类的过程中,会损失部分维生素 B_1、B_2 等 B 族维生素,其中叶酸的损失率最高可达 50%。

(五)奶类及奶制品

1. 奶类及奶制品食物的营养特点

奶类主要指哺乳动物的乳汁,除母乳外,市面上可见的种类主要有牛奶及羊奶,其中以牛奶最为常见。奶制品有液态纯奶,微生物发酵后的酸奶、乳酪、奶粉、黄油及炼乳等产品。

• 液态奶类的蛋白质含量约为 3—4% 左右,奶制品如奶酪、干酪等蛋白质含量最高可达50% 左右。母乳中是以白蛋白为主要的蛋白质,牛奶中则是以酪蛋白为主要的蛋白质。这些蛋白为婴幼儿提供了生长发育所必需的氨基酸,其中酪蛋白可促进微量元素的吸收利用。

• 液态奶类的脂肪含量在 3—5% 左右,奶制品固体及粉末制品的脂肪含量较高,普遍在20% 以上。奶类中的脂肪多以微脂肪球形式存在,利于人体吸收。

• 奶类食物中的碳水化合物主要为乳糖,乳糖能促进钙、铁、锌等矿物质吸收,还能促进肠内乳酸菌特别是双歧杆菌的定植和增长,并且促进肠内维生素 B 的合成。

• 奶类食物为各种脂溶性和水溶性维生素的优质来源。

• 奶类为动物性食品中唯一的碱性食品①,含有丰富的矿物质来源。其中牛奶中的钙以酪蛋白酸钙形式存在,钙、磷含量高且比例合适,是膳食中钙的最佳来源。

2. 奶类及奶制品在存储过程中会损失的营养成分

奶类及奶制品宜存放于4℃以下,高温和光照易造成脂肪的氧化褐变、维生素的损失,降低奶类食物的营养价值。

3. 奶类及奶制品在加工过程中会损失的营养成分

对奶类及奶制品最常用的加工方法是加热杀菌和发酵,高温加热时对奶类及奶制品所含维生素的损失较大。发酵对奶类的营养价值没有不良影响,反而会增强其营养价值,比如提高 B 族维生素和蛋白质含量。

三、豆类及其制品

(一)豆类

1. 豆类食物的营养特点

豆类主要为各种豆科栽培植物的可食种子,其中以大豆(黄豆、黑豆和青豆)最为常见,

---

① 碱性食品:同酸性食品相对。碱性食品的划分不是根据口感,而是根据食物在人体内最终的代谢产物来划分。如果代谢产物内含钙、镁、钾、钠等阳离子,即为碱性食物。反之,硫、磷较多的即为酸性食物,所以醋和苹果味道虽酸却是碱性食物。

还包括红豆、绿豆、豌豆、蚕豆等其他杂豆。

大豆中含有丰富的优质蛋白质、不饱和脂肪酸、钙及 B 族维生素，是人们膳食中优质蛋白质的主要来源，其营养特点具体如下：

● 大豆中的蛋白质：大豆的蛋白质含量为 35—40％，除蛋氨酸外，其余必需氨基酸的组成和比例与动物蛋白相似，而且富含谷类蛋白所缺乏的赖氨酸，是摄入蛋白质的天然理想食品。

● 大豆中的脂类：大豆的脂肪含量为 15—20％，其不饱和脂肪酸含量高达 85％，其中亚油酸含量为 50％以上，因此大豆油是易于消化吸收的优质食用油。

● 大豆中的碳水化合物：大豆的碳水化合物含量为 25—30％。而且其所含碳水化合物主要是由棉籽糖和水苏糖、阿拉伯糖和半乳糖等多糖构成。虽然这些低聚多糖在大肠中被微生物发酵产生的气体会引起腹胀，但对健康没有危害。

● 大豆中的矿物质：大豆还含有丰富的钙、磷、铁、锰、锌、铜、硒等矿物质，含量约为 4.5—5％，其中钙含量最为丰富。

● 大豆中的维生素：大豆为 B 族维生素的良好来源，其中维生素 B_1 和 B_2 含量是面粉的 2 倍以上，并含有胡萝卜素和丰富的维生素 E。

此外，大豆还含有多种有利于健康的生物活性成分，如大豆皂苷、大豆异黄酮、植物固醇、大豆低聚糖等。

其他杂豆的营养特点：

● 淀粉含量高，碳水化合物多为 50—60％，并且具有很低的脂肪含量，一般低于 2％。

● 蛋白质含量多在 20％左右，富含赖氨酸，缺乏豆类食品普遍缺乏的蛋氨酸。

● 维生素及矿物质的含量与大豆相似。鲜豆及豆芽中还含有大量的维生素 C。

2. 豆类在储存过程中会损失的营养成分

豆类在储存过程中最容易发生脂肪的氧化，这种反应在低温或低水分条件下依旧进行。

3. 豆类在制作过程中会损失的营养成分

将豆类制作为豆腐、豆干等制品的过程中，容易损失水溶性维生素，如硫胺素、核黄素和尼克酸等。但豆腐的制作及豆乳或豆类发酵的过程能提高豆类的营养价值，如真菌发酵豆豉中增加了维生素 B_{12} 的含量。

（二）坚果类

1. 坚果类食物的营养特点

坚果类分为两类，一类为淀粉含量高的坚果，如栗子、白果、莲子等，另一类为脂肪含量高的大多数坚果类，如花生、葵花子等。坚果类食物的营养特点为脂肪含量较高，含有丰富的蛋白质、维生素、矿物质。具体的营养特点如下：

- 蛋白质：坚果类蛋白质的含量大多数在13—35%之间，如花生蛋白含量25%，葵花籽为24%，但栗子中的蛋白含量偏低，仅为5%左右。花生、葵花籽中限制性氨基酸种类主要为蛋氨酸和异亮氨酸，芝麻中主要为赖氨酸，核桃主要为赖氨酸和含硫氨基酸，坚果中氨基酸的种类因品种的不同而有所区别。

- 脂类：脂肪含量高的坚果类脂肪含量多为40—70%。花生的脂肪含量为40%左右，松子则高达70%。坚果中的必须脂肪酸含量较高，富含卵磷脂，具有健脑的功效。淀粉类坚果的脂肪含量相对较低，大多仅有2%以下。

- 维生素及矿物质：坚果类是维生素E的良好来源，维生素B族含量也很高。矿物质如钙、锰的含量要高于普通谷类食物。

2. 坚果类在储存过程中会损失的营养成分

因为坚果类含有大量的脂肪，所以在存储过程中容易发生脂肪的酸败氧化，导致食物变质或产生醛类、酮类等物质。在高湿条件下，容易受黄曲霉素等致病菌的污染，造成坚果类的营养价值降低，并产生毒素危害健康。

3. 坚果类在制作过程中会损失的营养成分

坚果的制作多采用烘、炒、油炸，还会加入大量食盐。虽然坚果的最重要成分维生素E不会在制作过程中有所损失，但是加入的食盐会增加钠的含量，造成人体高钠摄入。另外，炒制坚果的温度过高，还有可能引起坚果中蛋白质及脂肪的反应，从而降低其营养价值。

四、蔬菜水果类

（一）蔬菜类

1. 蔬菜类食物的营养特点

蔬菜类主要包括陆生植物的根、茎、叶、花、果实及海洋中的海带、紫菜、裙带菜等藻类蔬菜和平菇、香菇、木耳等菌类蔬菜。蔬菜分深色和浅色两类，深色的营养价值一般较优于浅色蔬菜。深色蔬菜指深绿色（菠菜、油菜、芹菜叶、西兰花、韭菜等）、红色和橘红色（西红柿、胡萝卜、南瓜等）、紫红色蔬菜（紫甘蓝等）。这类蔬菜是维生素A的主要来源，此外还含有多种色素类物质如叶绿素、叶黄素、番茄红素、花青素等，该类成分为具有稳定抗氧化性能的多酚类成分，在高温和光照条件下极为不稳定。

值得一提的是，十字花科蔬菜中含有的硫代葡萄糖甙，大蒜、洋葱中含有的有机硫化物等成分，赋予了这些种类蔬菜特有的保健价值，如预防某些癌症的发生、降低血脂及抗菌排毒等作用。

蔬菜类含有人体所需各种营养素，其成分的主要特点为：水分含量高（一般为 80—95％，多数在 90％以上），蛋白质和脂肪含量低，但维生素 C、胡萝卜素、无机盐（钙、磷、钾、铁）及碳水化合物（如膳食纤维、果胶、淀粉、糖类等）却十分丰富，为人们膳食中这些营养素的主要来源。其营养特点具体如下：

• 碳水化合物：蔬菜中的碳水化合物主要包含可溶性糖、淀粉和膳食纤维。植物的根和地下根茎类蔬菜的碳水化合物含量较高，可达 20％以上。菌类中的碳水化合物主要为菌类多糖。

• 蛋白质和脂肪：新鲜蔬菜中蛋白质含量通常低于 3％以下，脂肪含量低于 1％。

• 维生素：蔬菜中的维生素含量丰富，存在其他类食物中缺乏的维生素 C，并含有能够在体内转化成维生素 A 的胡萝卜素。这是蔬菜类食物在膳食中非常重要的原因之一。

• 矿物质：蔬菜类食物中含有丰富的矿物质，如钙、磷、钾、铁、镁、铜、锰、硒等，其中钾的含量高于其他种类。蔬菜类是矿物质的重要膳食来源，可起到调节膳食酸碱平衡的作用。

2. 蔬菜类在储存过程中会损失的营养成分

在存储过程中，由于环境温度升高和存储时间延长，受氧化的影响，蔬菜类的维生素是最主要的损失对象。

3. 蔬菜类食物在制作过程中会损失的营养成分

蔬菜类在热烫或高温蒸煮过程中，会损失大量的水溶性维生素及矿物质。蔬菜类在腌渍加工过程中也会因为反复地洗、烫或暴晒操作而损失大量的维生素及矿物质。但各种加工过程中胡萝卜素的含量比较稳定，损失较少。

（二）水果类

1. 水果类食物的营养特点

水果类食物主要为植物的果实。多数新鲜水果的水分含量在 85—90％左右，是维生素、矿物质和碳水化合物（尤其是膳食纤维）的重要来源。其营养特点具体如下：

• 红色（如山楂等）和黄色水果（如芒果、木瓜、杏等）的胡萝卜素含量较高。

• 枣类、柑橘类和浆果类（如猕猴桃、黑加仑、草莓）等，其维生素 C 含量高。许多野果，如刺梨、沙棘、猕猴桃、酸枣等的维生素 C 含量较柑橘等水果高出 20—100 倍。

• 香蕉、龙眼、枣类等的钾含量较高。

• 一般成熟水果所含的营养成分比未成熟的水果高。

• 水果中的碳水化合物主要为淀粉、蔗糖、果糖和葡萄糖。淀粉主要存在于未成熟的果实中。当果实成熟后，淀粉转化为单糖或双糖的形式存在于水果中。

水果的碳水化合物含量普遍比蔬菜多，但维生素和矿物质含量要少于蔬菜类。水果含有除维生素 D 及维生素 B_{12} 以外的几乎所有维生素。

2. 水果类在储存过程中会损失的营养成分

水果类跟蔬菜类一样,在存储过程中,由于环境温度升高和存储时间的延长,受氧化的影响,维生素是最主要的损失对象。

3. 水果类食物在制作过程中会损失的营养成分

水果类食物富含维生素 C,但因维生素 C 为水溶性维生素,并且具有较强的抗氧化能力,在水洗、光照、暴露于空气中容易因结构不稳定而损失维生素 C,所以生食是水果类食物的最佳食用方法。

水果类食物中,柑橘类酸性水果中的维生素 C 含量最高,经常被用来加工果脯、果汁及果酱等制品。根据加工工艺的不同,其含有的维生素 C 也会有不同程度的损失。

五、纯热能食物

纯热能食物指除了上述营养素外,主要为人体提供热量的食物。纯热能食物包括食用糖类、食用油脂(动物油脂和植物油脂)、淀粉等。

食用糖类在食品烹调及加工中使用的主要为蔗糖、葡萄糖及果糖。在食品生产和制备中被添加到食品中的食用糖及糖浆制品主要有白砂糖、绵白糖、红糖、玉米糖浆等。食用糖类主要用于饮料甜点、果汁糖果的加工中。

食用油脂包含植物油脂和动物油脂。常见的植物油脂有大豆油、花生油、葵花籽油、菜籽油、芝麻油、玉米油、橄榄油等。常见的动物油脂有猪油、牛油、羊油、奶油(黄油)、鱼油等。

1. 纯热能食物的营养特点

纯热能食物是主要提供热量而不提供或较少提供其他营养成分的食物。

食用糖类是易于人体肠道消化吸收,可被利用的纯热能食物(即仅提供热量的碳水化合物类食物)。主要以碳水化合物形式提供人体所需的热量。

食用油脂可提供人类膳食所需的脂肪酸。植物油脂中的不饱和脂肪酸含量及比例要优于动物性油脂,并且富含维生素 E。另外,不同植物油脂含不饱和脂肪酸的情况也不同,如橄榄油、茶油、菜籽油中单不饱和脂肪酸含量较高,而玉米油、葵花籽油中亚油酸含量高,胡麻油(亚麻籽油)中 α-亚麻酸含量较高。如前面第一章节所述,亚油酸和 α-亚麻酸均为多不饱和脂肪酸,是人体的必需脂肪酸。

2. 纯热能食物在储存过程中会损失的营养成分

纯热能食物油脂类在存储过程中容易经微生物、酶、空气中氧的作用发生油脂变色、变味而出现油脂酸败,俗称哈喇味。酸败的油脂彻底失去了食物的特点,不可再食用。

3. 纯热能食物在制作过程中会损失的营养成分

因纯热能食物主要提供热量而不是营养成分,故可忽略其制作过程中的营养损失。

小贴士

　　为了避免宝宝喝了母乳后出现胀气现象,哺乳期的妈妈要少进食易产气食物,如豆类、红薯、花菜和玉米等。这些食物含有糖类化合物和膳食纤维,进入肠道后在细菌分解和真菌发酵的作用下,产生大量气体进入血液和母乳,会间接造成宝宝难受哭闹。

参考文献

[1] 艾伦.微量营养素食物强化指南[M].霍军生,等,译.北京:中国轻工业出版社,2009.

[2] 国家卫生健康委员会.中国居民膳食营养素参考摄入量第1部分:宏量营养素:WS/T 578.1-2017[S/OL].[2017-10-17].http://www.nhc.gov.cn/wjw/yingyang/201710/fdade20feb8144ba921b412944ffb779.shtml.

[3] 纪桂元,洪晓敏,蒋琦,等.膳食模式与健康[J].华南预防医学,2018,44(2):191-193.

[4] 健康中国行动推进委员会.健康中国行动(2019—2030年)[EB/OL].[2019-07-09].http://www.nhc.gov.cn/guihuaxxs/s3585u/201907/e9275fb95d5b4295be8308415d4cd1b2.shtml.

[5] 克雷曼.儿童营养学[M].7版.申昆玲,译.北京:人民军医出版社,2015.

[6] 刘苹,朱颖,郭晓斌.婴幼儿和儿童少年膳食指南[M].北京:中国医药科技出版社,2019.

[7] 乔昂,杨光,陶菲.我国与美国膳食指南的比较研究[J].质量探索,2018,15(02):63-69.

[8] 孙长颢.营养与食品卫生学[M].8版.北京:人民卫生出版社,2017.

［9］ 王柳森,王志宏,丁钢强.我国居民膳食结构的变迁及其对营养健康产业发展的启示[J].生物产业技术,2019(06)：88－91.

［10］ 中国疾病预防控制中心营养与健康所,杨月欣.中国食物成分表标准版(第 6 版 第二册)[M].北京：北京大学医学出版社,2019.

［11］ 中国疾病预防控制中心营养与健康所,杨月欣.中国食物成分表标准版(第 6 版 第一册)[M].北京：北京大学医学出版社,2018.

［12］ 中国营养学会.营养科学词典[M].北京：中国轻工出版社,2013.

［13］ 中国营养学会.中国居民膳食营养素参考摄入量[M].北京：科学出版社,2014.

［14］ 中国营养学会.中国居民膳食指南(2016)[M].北京：人民卫生出版社,2016.

［15］ Paula R Trumbo, Susan I Barr, Suzanne P Murphy, et al.. Dietary Reference Intakes：Cases of Appropriate and Inappropriate Uses [J]. Nutrition Reviews, 2013,71(10)：657－664.

第二章

0—3岁婴幼儿进食
与相关能力发育

学习目标

1. 了解婴幼儿消化系统的解剖结构。

2. 掌握婴幼儿如何消化吸收食物中的各种营养素。

3. 了解婴幼儿进食与感知觉和动作能力发育的关系。

思维导图

第二章　0—3岁婴幼儿进食与相关能力发育

- 第一节　0—3岁婴幼儿的消化系统结构
  - 一、口腔
  - 二、食道和胃
  - 三、肠道
  - 四、消化腺
- 第二节　0—3岁对营养素的消化吸收能力
  - 一、对脂质的消化吸收能力
  - 二、对碳水化合物的消化吸收能力
  - 三、对蛋白质的消化吸收能力
  - 四、对维生素和矿物质的消化吸收能力
  - 五、对水的摄入和排出能力
  - 六、肠道菌群的定植与消化吸收能力
- 第三节　与0—3岁进食有关的感知觉和动作能力的发育规律
  - 一、与婴幼儿进食有关的视觉能力的发展规律
  - 二、与婴幼儿进食有关的味觉和嗅觉的发展规律
  - 三、与婴幼儿进食有关的大运动和精细动作的发展规律

　　进食是人体精细和复杂的系统行为工程，涉及多系统和各器官组织的功能和协调，而且进食能力的发展促进机体其他系统的结构和能力的发展。

　　本章将介绍与婴幼儿进食密切相关的消化系统结构特点、对食物营养素的消化吸收能力，以及机体感知觉和动作能力的发育规律。

第一节 0—3岁婴幼儿的消化系统结构

消化系统的基本结构在胎儿期形成。出生之时消化系统的形态、结构和功能尚不成熟，出生之后继续发育完善。婴幼儿的食物和喂养方式应该符合消化系统的特点。消化系统由消化道和消化腺构成。消化道从口腔开始、到肛门结束，在体内呈一条弯弯曲曲连续数米长而且中途全封闭的管道，是食物"穿行人体"的通道（见图2-1）。

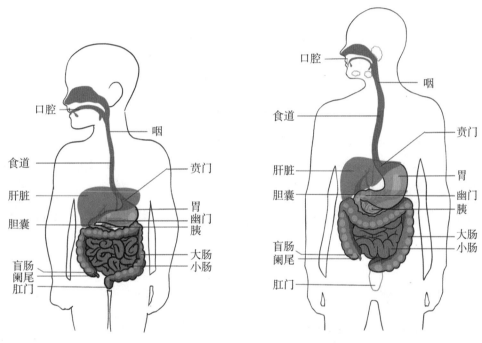

图2-1 婴幼儿和成人消化系统示意图①

消化腺包括小消化腺和大消化腺。小消化腺是消化管壁内的小腺体，比如食管腺、胃腺、肠腺等。大消化腺是消化管壁之外独立存在的消化腺，比如肝脏、胰腺、三大唾液腺。消化腺分泌消化液，通过特定导管与消化道连接，把分泌的消化液排入消化道腔内参与营养素的消化吸收。

食物在消化道中单向推进，经过食道、胃、小肠（包括十二指肠、空肠和回肠）和大肠（又分为结肠、直肠和肛管），最终形成粪便从肛门排出体外。在这个过程中食物发生了一系列

---

① 该图片由康乐提供。

复杂的物理和生物化学反应。

食物首先在口中咀嚼。咀嚼涉及舌、咀嚼肌、牙齿、口腔硬腭,包含切割、翻转、碾压、研磨和搅拌等复杂运动。婴幼儿和牙齿缺乏的老人由牙龈参与咀嚼。食物经过咀嚼,与唾液混合,成为食糜。

咽喉肌肉发动吞咽,将食糜从舌根处推入食管。食管蠕动将食糜推到末端,经胃贲门进入胃内。胃内的食糜与胃酸混合,经过初步消化在幽门进入小肠(十二指肠)。小肠是消化食物和吸收营养素的主要场所,肠腔在来自胆囊①的胆汁和胰腺的各种消化酶的作用下将食物中的脂肪、淀粉和蛋白质等营养素分解为小分子,被小肠粘膜吸收进入血液运送到肝脏进一步吸收,不能吸收的食物残渣通过肠蠕动推入大肠。大肠内的食物残渣中大部分水分会被吸收,在微生物的作用下形成粪便,通过直肠、经过肛门排出体外。

食物分解为小分子物质之后才能被人体吸收和利用,而消化系统承担了消化吸收食物的重要功能,具有与之匹配的精巧结构和复杂的生理功能:

-消化吸收来自食物的营养素;

-吸收水分、维持水和电解质(钠、钾、钙、氯等离子)稳定;

-肠道相关的淋巴组织也是免疫系统的一部分;

-肠道菌群参与消化和吸收营养素,维护细胞外液环境(人体细胞的内环境)的稳定,对维护细胞机能具有重要意义。

本节将介绍口腔、食道、胃、小肠和大肠等消化器官的结构、发育规律,以及进食能力的形成规律。

一、口腔

口腔是消化道的起始部位,包括上下唇、舌、牙齿、牙龈、上下颚以及唾液腺和脸颊肌肉在内的一个器官。口腔的吸吮、咀嚼和吞咽功能,是母乳喂养、喝水、喂食和进食的基础。

(一)口腔吸吮能力和母乳喂养

婴儿出生时就有吸吮能力。

婴儿吃奶时需要协调吸吮、吞咽、呼吸和食道蠕动等动作。新生儿本能地可以用口腔和舌头卷裹母亲的乳头和乳晕,从乳房吮吸乳汁。婴儿的口腔浅、内部空间小,舌体相对宽厚,两颊肌肉和内部的脂肪发达,这些结构便于下嘴唇和舌头协同发动吸吮,将舌头外伸、卷成

---

① 胆囊,是消化系统的一个器官,胆囊储存、浓缩肝脏分泌的胆汁,胆囊收缩将胆汁排入小肠。进食3—5分钟后十二指肠受到食物刺激,引起胆囊收缩,将胆囊内的胆汁排入十二指肠。

管状、包裹口中所含乳头和乳晕,呈波浪状挤压乳房内的乳导管,使乳汁流出乳房,进入婴儿口中,可参见图2-2。

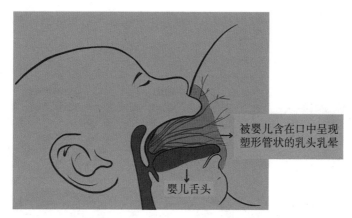

图2-2　婴儿口中乳房的形态[①]

　　母乳喂养不仅涉及口腔,还联动全身。出生时婴儿具有觅食反射[②]、吸吮反射[③]以及吞咽反射[④]。胎儿在母亲体内时就已经通过吸吮手指、吞咽羊水出现进食动作。因此,健康足月新生儿在出生之时已经能够运用哺乳反射寻找母亲乳房。在婴儿出生后,父母和照护人员应立即将新生儿裸放(注意保暖,可以盖上薄毯)在母亲胸腹部进行皮肤接触,并让新生儿尝试自主寻找和吮吸母亲乳房,以获得初乳。

　　最初几个月里,婴儿的力气小,吸吮母乳时通常因用力吸吮出现疲乏而昏昏欲睡,即所谓"使出吃奶的力气"。婴儿正是通过用力吸吮母乳得以发展口腔周围肌肉的力量和形态结构。随着时间推移,哺乳反射渐渐减弱,婴儿逐渐建立主动吸吮、有意识的主动吞咽的能力。6—7个月大的婴儿吸吮乳汁几乎全靠自己的意愿,并具备灵活控制乳汁摄入量的能力和开始进食固体食物的能力。

　　需注意,早产、口腔畸形(唇腭裂、舌系带短[⑤])、鹅口疮(口腔真菌感染)等疾病可能影响婴幼儿的口腔能力进而引起喂养困难,需要尽早由专科医生治疗或矫正。

(二) 口腔的咀嚼能力发展

　　人一生有两幅牙齿,分别是20颗乳牙和32颗恒牙。全部乳牙和恒牙在胎儿期就已经

---

① 该图片由康乐提供。
② 觅食反射:用手指或母亲乳头轻轻触碰新生儿的嘴唇或口周的脸颊,婴儿会转动头部触碰来源,似乎在"觅食"。
③ 吸吮反射:婴儿把放入口腔内的东西(比如乳头)用舌头顶压到上颚,并用力吸吮。
④ 吞咽反射:当口腔中充满液体或食物,舌根下沉,咽喉部的肌肉运动,将食物吞咽推入食道。
⑤ 舌系带短会使舌的正常活动受到限制,严重者影响吮乳,影响语音清晰和学语,人们俗称为"大舌头"。

发育完全,隐藏在上下颚的骨槽中。婴儿和老人的口腔内,很可能缺失牙齿。成年人也可能因为外伤、龋齿等原因缺失牙齿。牙齿缺失会影响食物咀嚼。

婴儿出生时口腔内通常没有萌出的牙齿。第一颗乳牙的萌出一般在出生之后 4—8 个月,也可能晚几个月。大约 2 岁左右,乳牙全部萌出。6 岁开始萌出第一颗恒牙,并按照萌牙顺序逐渐替换原有乳牙。图 2-3 是乳牙萌出的示意图。

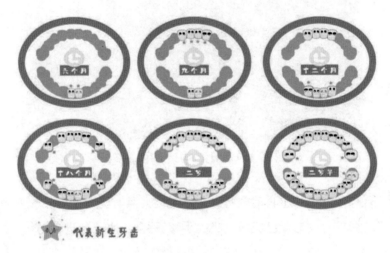

代表新生牙齿

图 2-3 乳牙萌出示意图①

婴幼儿乳牙萌出过程会对牙槽骨和牙龈产生刺激,导致流口水增加、产生烦躁心理、喜欢咬东西,有些婴儿还可能出现低热和食欲不佳的现象。为了缓解婴幼儿出牙期间的不适症状,父母和照护人员可以准备一些可以咬的干净食物,例如黄瓜条,让婴儿咬一咬以缓解牙龈的不适,同时锻炼咀嚼能力。

婴儿的辅食添加需要适应咀嚼能力的发展规律,从软烂的食物开始,逐渐调整食物的质地以适应咀嚼能力的发展:

- 6 个月之前婴儿具有明显的挺舌反射,即将舌头向口腔外推,这样便于舌头向前伸出卷裹母亲的乳头、乳晕及乳房组织。

- 6 个月之后伴随着"挺舌反射"的逐步消失,婴儿的舌头不再明显向口腔外推,而是能够向口腔内翻卷以把食物送入口中,进而逐步进行咀嚼、吞咽等口腔运动,为进食固体和半固体食物做好准备。

- 1 岁之前的咀嚼属于牙龈咀嚼,牙齿还不是咀嚼的主力。此时婴儿通过牙龈、舌头和上颚来挤压、翻转和混合食物。

---

① 该图片由余涛提供。

－1周岁到1岁半左右,口腔深处的磨牙(臼齿)萌出,意味着幼儿真正开始用牙齿咀嚼。此时,幼儿食物的种类越来越丰富,完全以半固体和固体食物为主,三餐配合加餐基本上能满足幼儿对能量和营养素的需要。

－2岁左右,大部分乳牙萌出,但是幼儿的咀嚼能力仍然弱于成人。如果食物质地超出咀嚼能力,幼儿会出现咬一下马上吐出来,或不咀嚼整个吞下,或者食物含在嘴里不吞咽的现象。多见于进食蔬菜、肉等膳食纤维丰富的食物时的情况。遇到这种情况时,家长和照护人员应及时调整食物质地,选择符合幼儿咀嚼能力的食物。

－2岁半至3岁,全部乳牙长齐之前,仍然需要留意幼儿食物的软硬程度及形态。需要提醒的是,即使乳牙全都长齐,幼儿的咀嚼能力仍然比成年人弱,因此不能完全跟成年人吃一样的食物,食物需要稍微软烂一些。

(三)口腔的唾液分泌

唾液(俗称口水)由三对大唾液腺(下颌腺、腮腺以及舌下腺)分泌。

在1岁前,婴儿的唾液分泌量整体少,唾液中含有的淀粉酶含量也少。到出生之后3—4个月,婴儿的唾液分泌量开始增加,但由于其口腔容积小等原因,常常不能及时咽下出现流口水的现象。家长或照护人员应及时帮助婴儿擦拭口周流出的口水,避免婴儿颈部皱褶被口水浸湿引起皮肤不适、湿疹或者感染。随着年龄的发展,流口水的现象在1岁到1岁半左右逐渐减轻或者消失。

唾液中含有少量淀粉酶,具有初步分解部分淀粉的作用。9月龄之前,婴儿的胰淀粉酶几乎不具有活性,淀粉的分解主要依靠唾液中少量的唾液淀粉酶。

二、食道和胃

婴儿容易发生溢奶和吐奶。溢奶指婴儿在没有用力的状态下,奶汁从胃部逆向溢出婴儿口外的现象。吐奶指婴儿进食之后不久由于体位改变或者胃里气体上升排出口外,带动胃内或食管内奶汁引起呕吐的现象。

溢奶和吐奶现象与这一时期食道和胃的结构特点有关,通常不是疾病引起。

(一)食道

婴儿的食道呈漏斗状,长度(10—12 cm)比成人的(25 cm)短。与成人的食道相比,婴儿食道壁上的肌肉力量薄弱,所以食道通过肌肉收缩进行蠕动的能力也很弱,而且食道下部与胃贲门接近的括约肌(如同橡皮筋一样约束着贲门)比较松。因此,婴儿容易发生食道内的食物返流,出现溢奶和吐奶现象。

（二）胃

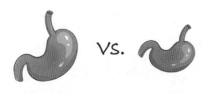

成人的胃　　　　　宝宝的胃

图2-4　成人和宝宝的胃①

成人的胃呈垂直竖立位,而婴儿的胃呈水平位置。而且胃的入口处(贲门)的肌肉力量弱,所以食物比较容易从胃和食道逆向流出,即容易出现溢奶和呕吐现象。图2-4是成人和宝宝的胃的示意图。

此外,奶液与婴儿的胃酸混合之后会在胃中形成奶凝块,而奶凝块容易因体位晃动、胃空气上升等原因在胃内发生移位,出现奶汁返流、溢奶、吐奶等现象。为了避免这种情况,父母或照护人员应在婴儿吃奶之后把婴儿竖立抱起,使婴儿趴在其肩头呈竖直体位,然后用一只手轻拍婴儿后背,帮助其排出吃奶时咽入的空气,即拍嗝。需要提醒的是,婴儿在吃奶之后如果立刻平卧则容易发生溢奶,甚至发生呕吐物误吸入肺部引起肺炎和死亡。

成人的胃容量②大约1—2 L,而婴儿3个月时的胃容量大约为100 ml,1岁时大约为300 ml。因此家庭和照护机构需要注意:

－应合理预期婴幼儿每次进食(奶)量,喂养应符合婴幼儿的胃容量,避免过度喂养。对于新生儿来说,胃壁的肌肉弹性弱,如果喂奶量过大,容易发生胃扩张,导致胃容量增加造成过度喂养,带来肥胖危险。对于奶瓶喂养的小婴儿,尤其需要注意避免过度喂养。

－在安排膳食时,应考虑婴幼儿通过少量多次进食(奶)获得所需营养的特点,三餐之外安排加餐。

三、肠道

人的肠道分为小肠和大肠。小肠是消化食物、吸收营养素的主要部位,上方与胃的幽门相连,在消化道下方回肠的末端与大肠相接。婴儿出生时已经具有完整的肠道结构,能够排便(胎粪),但与消化和免疫功能直接相关的血肠屏障功能要到6个月之后才能完善。以下将介绍与婴幼儿肠道非常相关的肠粘膜屏障、排便以及婴幼儿肠绞痛。

（一）肠粘膜屏障

小肠是吸收氨基酸、脂肪、多糖等营养素的重要部位。小肠内腔上的粘膜细胞构成的那一道屏障就是肠粘膜屏障,它可以阻挡肠道内食物的分解物穿过毛细血管进入血液。图2-5

---

① 该图片由余涛提供。

② 胃容量:指弹性状态下能够盛装的物体体积。

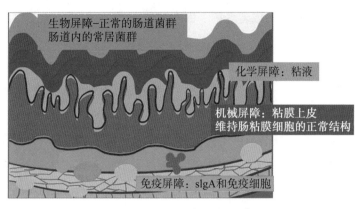

图2-5　肠粘膜屏障[①]

是肠粘膜屏障示意图。

肠粘膜屏障是外环境和血液之间的屏障。理想状态下,这层屏障能够选择性地让营养物质进入,同时阻挡毒素、细菌和病毒。

新生儿的肠粘膜屏障尚不健全,如果吃了母乳之外的食物,食物的分解物会突破屏障进入血液,引起食物不耐受甚至食物过敏。因此,不应过早给婴儿添加辅食。

除了前面提到的6个月之后婴儿"挺舌反射"的逐步消失是添加辅食的一个表现之外,6个月之后婴儿的肠粘膜屏障也基本健全,可以接受母乳之外的食物,也为添加辅食做好了准备。

(二)排便

大便由肠道内食物消化吸收之后的残渣以及肠道内壁分泌的液体、脱落的肠道上皮细胞等组成。大便的颜色、气味、容量和排便规律主要受食物的种类和特点以及肠蠕动影响。肠蠕动如果不活跃,大便在体内停留时间长,水分被吸收,大便则会变干。另外,大便的形状与直肠形态有关。大便中可能出现没有完全消化的残余食物,比如蔬菜叶、金针菇、芝麻等。

纯母乳喂养婴儿的大便含水比例大、稀、次数多。不应该把纯母乳喂养婴儿的软便误认为是腹泻稀便。母乳成分完全适合婴儿的消化能力,母乳被充分吸收,所以肠道形成的固体粪渣少而水分相对多,有近似酸奶气味,较稀,呈淡黄色的软便。而配方奶粉喂养的婴儿,由于原料牛奶中酪蛋白等成分不易消化,会形成固体粪渣,大便比较干、气味较臭,类似成人的粪便。

另外,在辅食添加初期,婴儿的肠道可能进行短暂的适应调整,出现排便规律改变,比如

---

① 该图片由康乐提供。

大便次数增多或减少,暂时变干或者变稀。面对该情况,家长或照护人员可参看配套教材第三章的具体应对方法。

(三) 婴幼儿肠绞痛

婴幼儿肠绞痛与其肠道结构有关。婴幼儿的肠道是其身长的 6 倍以上(成人仅为 4 倍),而腹部肌肉薄弱,对内脏固定作用也弱,因此相比于成人,婴幼儿的腹部在外观上显得比较膨隆,但这并非"不消化"或者"生病胀肚"。婴幼儿腹内容易发生短暂的肠套叠,因肠道扭转引起暂时性的婴儿期哭闹和肠绞痛、短暂性腹痛、进食后的腹胀和哭闹。这些可以通过安抚和俯卧缓解腹部压力等方法得到缓解。如果出现持续长时间的哭闹,并伴随严重的呕吐、虚弱、发热等无法缓解的症状,则应及时就医。

另外,有些婴儿在吃奶或进食之后会因困倦立即睡觉,这时可能会因睡姿压迫肠蠕动而感到不适,从而引起惊醒。此时,我们可以通过调整孩子的睡姿以缓解腹部不适。对于这样的孩子,我们也可以调整其睡前进食时间,使之进食 2 个小时之后再睡。

四、消化腺

肝脏和胰腺是人体最重要的消化腺。

肝脏是人最大的消化腺,也是新陈代谢最活跃的器官。肝脏不仅合成机体本身的蛋白质,还参与糖、脂肪和维生素的合成、转化及分解。另外,胆汁也是由肝脏合成并分泌,储存在胆囊中,通过胆总管流入小肠参与脂肪代谢。婴幼儿肝脏相对较大,1 岁前常可在肋缘下触及。

胰腺是人第二大的消化腺,分泌多种重要的消化酶(比如淀粉酶、蛋白酶)排入到肠道参与营养素消化。胰脏分泌的胰岛素对于调节血糖和能量代谢具有重要作用。但由于婴儿胰腺发育不够成熟,所以分泌的各种消化酶活力也较低。

表 2-1　消化系统结构和功能特点

消化系统结构	功能以及特点	
	成人	婴幼儿
口腔	通过牙齿的咀嚼将食物嚼碎,以及经过唾液酶将食物分解,帮助下一步胃的消化。	• 口腔小而浅,不能及时吞咽全部唾液,生理性流口水。 • 口腔粘膜薄嫩、血管丰富,容易受伤。 • 舌短而宽,适合包裹和吸吮母亲乳房吃奶。 • 出生时吞咽功能完善。 • 乳牙基本萌出之前的咀嚼方式是用舌、面部肌肉、牙床向硬腭挤压食物。

消化系统结构	功能以及特点	
	成人	婴幼儿
食道	通过蠕动将口腔内咀嚼后的食物推入胃,防止胃内容物返流。	• 呈漏斗状。 • 弹力纤维和肌肉发育不全,调控能力弱。 • 下端与胃相连的贲门括约肌发育不成熟。 • 容易发生食物返流和呕吐。
胃	分泌黏液、胃蛋白酶以及胃酸将进入胃内的食物进一步分解,与食物残渣混合后进入小肠。	• 呈水平状、容量小。 • 贲门松,幽门紧,容易呕吐。 • 胃平滑肌发育不完善,容易发生胃扩张。 • 胃液分泌量比成人少,乳儿胃液中胃酸和胃蛋白酶的含量均不及成人。 • 新生儿胃液 pH 呈中性,2 岁以后稳定到 1—2。 • 婴幼儿的胃内特点是脂肪酶分泌量和活性高,蛋白酶活性低。 • 足月新生儿胃脂肪酶分泌量和活性达到成人水平。 • 胃蛋白酶出生后分泌量逐渐增加,酶的活性是成年人的 10—18%。
肠道	• 成人的肠管总长度大约为身长的 4.5 倍。 • 小肠,包括十二指肠、空场和回肠,是食物营养吸收的主要部位。由于小肠的血液循环丰富,含有消化液的食物、乳糜中的水分,以及营养物质在此进行充分的吸收。 • 大肠,包括结肠、盲肠以及直肠,其主要功能是储存食物残渣、粪便以及排出粪便。食物残渣以及粪便中的水分、电解质在此可以被吸收,其粪便通过直肠、肛门排出体外。	• 新生儿的总长度等于身长 8 倍,婴儿肠管总长度大约为身长的 6 倍,容易发生肠套叠和肠扭转。 • 年龄越小结肠越短,粪便排出快。 • 粘膜薄、通透性高,肠道的屏障功能差,容易引起感染、食物不耐受或过敏。 • 足月新生儿的小肠蠕动收缩幅度、频率和收缩传播速度低于成人。 • 母乳在小肠内停留时间 2 h,比配方奶排空快。 • 乳糖酶发育良好。 • 婴幼儿肠屏障系统的细胞生长活跃,有利于细菌定植。
唾液腺	• 口腔内分泌唾液。 • 唾液中很大部分是水,同时还含黏蛋白和淀粉酶等。 • 唾液无色无味,pH 值为 6.6 到 7.1。正常人每日分泌蛋白约为 1.0 到 1.5 升。	• 唾液腺发育不完善、唾液分泌少。足月新生儿的唾液分泌量是成人的 10%,淀粉酶的活性为成人 10%。

消化系统结构	功能以及特点	
	成人	婴幼儿
肝	• 分泌胆汁 • 参与体内代谢功能	• 年龄越小、肝相对越大。 • 再生能力强,发育不完善、功能不成熟。 • 酶系统未完全发育成熟。
胆囊	储存和浓缩胆汁。进食后胆囊收缩将胆汁排出到肠道,与食物结合进一步将食物消化。	• 胆汁分泌少。
胰腺	• 分泌多种消化酶,排出到肠道,消化食物。 • 分泌胰岛素、胰高血糖素、生长抑素、胰多肽、促胃液素、血管活性肠肽等,维持血糖平衡。	• 胰蛋白酶、脂肪酶和淀粉酶的活性在新生儿和小婴儿的活性很低。 • 足月新生儿胰脂肪酶分泌量是9月龄的6%,活性的70%(脂肪消化主要依赖胃脂肪酶)。 • 婴儿的蛋白酶个体差异大,2岁达到成人水平。 • 新生儿的胰淀粉酶活性很低,9月之后活性显著上升。 • 胆汁和胆盐在6月龄后接近成人模式,2岁之后成熟。

第二节　0—3岁婴幼儿对营养素的消化吸收能力

胎儿通过胎盘从母体获得营养。出生后,剪断脐带的那一刻,胃肠道就瞬间取代了胎盘提供营养的功能。

本节将介绍婴幼儿对各营养素的消化吸收能力的发展规律,帮助家长和照护人员明确对不同月龄婴幼儿进行针对性喂养的原因。

一、对脂质的消化吸收能力

膳食中的脂类包括脂肪、少量磷脂、胆固醇以及胆固醇酯。脂类经过消化吸收才能被机体利用。脂类的消化吸收主要在小肠。脂类被吸收进入肠粘膜组成乳糜微粒,经过淋巴进入血液循环,而未被吸收的少量脂肪会经粪便排出。

人母乳中脂肪含量接近4%,含量看似不高,却能满足婴幼儿大部分的能量需要。母乳中含脂肪酶,婴幼儿对其的吸收效率是配方奶中脂肪的2倍以上。

婴儿对母乳中脂肪的消化吸收主要通过母乳中的脂肪酶发挥作用,而不是通过婴儿自身脂肪酶的作用。脂肪酶在适宜的温度下具有活性,加热会破坏其分子结构和活性。例如常用的巴氏消毒(68—70℃)或煮沸(100℃)母乳的做法就会降低母乳中脂肪酶的活性,从而降低婴儿对母乳所含脂肪的吸收率。因此建议用挤出的母乳喂养婴儿之前,温热的度数不要超过40℃,应在36—38℃左右。

此外,研究发现,母乳中的长链多不饱和脂肪酸是大脑和视觉发育所需物质,母乳喂养的儿童智力测试的成绩高于非母乳喂养儿童。

二、对碳水化合物的消化吸收能力

膳食中碳水化合物含量最多的是淀粉,此外还有蔗糖、乳糖、葡萄糖等。淀粉、蔗糖、乳糖都不能被人体直接吸收利用,必须通过消化道内相应酶的作用转变为葡萄糖和其他的单糖才能被细胞吸收。单糖在小肠的空肠部位进入肠粘膜上皮细胞,再进入小肠壁的毛细血管,最后通过门静脉汇集到肝脏进入血液循环并被运送到全身。

新生儿的唾液、胰腺淀粉酶分泌量很少,而且淀粉酶的活性很低,所以新生儿消化淀粉的能力非常有限,不应过早给其添加含淀粉的食物。母乳中糖的主要形式是乳糖,不含淀粉。以奶类为主的喂养时期,婴儿通过消化母乳中的乳糖来满足对糖类的需要。大约6个月之后,随着胰淀粉酶逐渐激活,婴幼儿消化淀粉的能力逐渐建立。

以淀粉为例讲解人体对碳水化合物的消化吸收。口腔分泌的唾液中含有唾液淀粉酶,通过咀嚼,食物中的淀粉会被部分水解为葡萄糖、麦芽糖和糊精等,所以长时间咀嚼馒头、米饭等含淀粉高的食物会感到丝丝的甘甜。混合了唾液的食团通过吞咽进入胃,由于胃液呈酸性,破坏了唾液淀粉酶的消化能力,所以淀粉在胃中几乎没有继续消化,而是进入小肠进行主要消化,来自胰脏分泌的胰淀粉酶会将淀粉分解为各种形式的麦芽糖、糊精和少量葡萄糖。

三、对蛋白质的消化吸收能力

食物来源的蛋白质经过消化才能被吸收,且主要在胃和小肠被消化吸收。胃和胰腺将蛋白质初步分解为寡肽产物,在肠道进一步分解为更小的产物,比如三肽、二肽和氨基酸(具体概念可参见本书第一章),然后被肠道粘膜吸收进入血液循环,最后在肝脏合成各种功能性蛋白。

与成人相比,新生儿期小肠的血肠屏障尚未成熟,对完整的蛋白质的通透性比较高,即小分子的蛋白质可以自由穿透肠壁细胞进入毛细血管。因此,母乳中的蛋白质分子(酶、生长因子和免疫球蛋白)能够穿过肠道上皮进入毛细血管,然后通过血液循环到达全身各器官组织,全方位实施新生儿的消化、屏障和免疫功能。然而,由于母乳之外食物的蛋白质更为完整,属于大分子蛋白质,更容易在肠道进入血液,且激发免疫应答,引起食物不耐受。因此,不应过早给婴儿添加含蛋白质食物,比如牛奶、鸡蛋。

四、对维生素和矿物质的消化吸收能力

矿物质包括钙、镁、磷等构成骨骼的主要营养物质,还包括铁、锌等多种微量元素。人体对各种维生素和矿物质的消化吸收受到激素、器官或者组织的复杂而且特异的调节作用,大部分维生素和矿物质在小肠被吸收。

维生素根据其溶解性质可分为脂溶性维生素和水溶性维生素两大类(详见第一章)。脂溶性维生素不溶于水而溶于脂肪酸,必须先经过乳化①,然后在小肠中以简单扩散的形式被吸收。而水溶性维生素可溶于水,直接在小肠中以简单扩散的形式被吸收。

人体对钙的吸收受到维生素 D、肠道 pH 值以及脂肪等因素影响。当食物富含维生素 D(可参考本书第一章了解富含维生素 D 的食物)时,可促进钙在小肠内的吸收;当肠道 pH 值约为 3 时,钙呈离子化状态,吸收最好。但如果肠内磷酸盐、草酸盐过多,就会与钙离子形成不溶解的磷酸钙、草酸钙,使钙不易被吸收。日常饮食往往缺乏维生素 D,为了保证钙的吸收,保证婴幼儿骨骼生长需要的钙,建议纯母乳喂养的足月婴儿出生后 2—3 天添加维生素 D 400 IU/日,直至能从强化食品或日常阳光照射中获取足够的维生素 D。

铁是在小肠,主要在十二指肠中吸收,维生素 C 可将高价铁还原为低价铁从而促进人体对铁的吸收。因此,多吃富含维生素 C 的蔬菜水果有利于人体对铁的吸收。

五、对水的摄入和排出能力

与其他营养素不同,水不需要消化分解,而是保持水分子的形式被胃肠道粘膜吸收。被吸收的水分通过毛细血管进入血液循环,通过肾脏排尿、皮肤出汗、肺和粪便等途径排出体外。正常情况下,人体每日对水的摄取和排出量大体相同,处于动态平衡。

① 乳化:是液-液界面现象,两种不相溶的液体,如油与水,在容器中分成两层,密度小的油在上层,密度大的水在下层。若加入适当的表面活性剂在强烈的搅拌下,油被分散在水中,形成乳状液,该过程叫乳化,即一种液体以极微小液滴均匀地分散在互不相溶的另一种液体中的作用。以母乳为例,在刚刚分泌时是乳化的状态,脂类与水溶液混为一体,但在室温放置一段时间后,出现分层,可以清晰地看到脂类等浮出表面。

母乳的水含量为 88％，即使在炎热的天气里，母乳也能满足纯母乳喂养期间婴儿的水分需要，不需要单独喝水。添加辅食之后，婴儿对饮水的需要逐渐增加，可以适当喝水。家长和照护人员需要注意婴幼儿饮水的安全与卫生。

每个人对水的需要量受到多种因素影响，比如环境的温度和湿度、饮食、活动、体温、出汗、疾病等。对于婴幼儿，可以通过观察排尿情况判断水分是否充足、是否需要补充水分。如果水分摄入充足，人的尿液清亮呈淡黄色；如果尿液减少、颜色加深，提醒需要补充水分。对于半岁之内纯母乳喂养的小婴儿，每日小便 6 次或以上则认为母乳摄入充足。如果每日排尿不到 6 次，应评估是否乳汁或水分摄入不足。

六、肠道菌群的定植与消化吸收能力

肠道菌群是在人体消化道系统中栖息的微生物总称，包括与人共生的细菌、病毒、真菌等。它们之间的相互作用以及与人体之间形成的复杂的相互影响构成了一个动态平衡的微生态系统，与人体的免疫、营养和健康以及疾病息息相关。

菌群在婴儿出生时就开始在肠道定植，来自出生时母亲的产道、出生后与母亲密切的皮肤接触以及辅食喂养：

-新生儿出生之前，子宫内胎儿的肠道是无菌的，出生之后接触周围环境、母亲和食物等逐渐建立自己肠道的菌群。

-母体是新生儿主要的肠道微生物的来源，在分娩和哺乳过程中将阴道、皮肤上的菌群传播给婴儿。

-出生之后第一年，肠道菌群的组成比较单一，个体之间存在比较大的差异。

-不同喂养方式的婴幼儿的肠道微生物组成存在很大差异。换言之，膳食会影响肠道微生物的组成及其基因表达，影响菌群的结构和功能。母乳喂养的婴儿，菌群以乳酸杆菌和双歧杆菌为主；配方奶粉喂养的婴儿以拟杆菌和肠杆菌为主；半岁左右添加固体食物之后，从食物获得厌氧杆菌，微生物群趋于稳定，逐渐形成与成人类似的肠道菌群结构。值得注意的是，患病、使用抗生素等因素会影响肠道菌群的微生态平衡。

肠道菌群不仅参与食物消化和多种营养物质的代谢，包括碳水化合物和脂质水解以及蛋白质的代谢，还参与维生素 K 和 B 族维生素的合成、药物代谢、遗传物质的表达等。

第三节　与 0—3 岁婴幼儿进食有关的感知觉和动作能力的发育规律

感知觉能力和动作能力作为进食的能力基础,伴随着个体成长。例如婴儿出生时就开始吃母乳,这与婴儿通过视觉、嗅觉等找寻母亲深色乳晕的能力相关,而立体视觉的建立、味觉敏感期的出现又与辅食添加的时机密切相关。

本节将介绍与婴幼儿进食有关的感知觉能力和动作能力的发展规律。

一、与进食有关的视觉能力的发展规律

新生儿出生时已经具有视觉感应功能,具有对光反射[①],安静状态下可短暂注视 15—20 cm 范围内的物体。基于视觉的发育,逐步建立了立体视觉,可以感知物体的距离远近,加强身体平衡和肢体活动的稳定性。其发育规律具体如下:

- 1 月龄时,婴儿出现头眼协调,表现为注视移动的物体,头部跟随该物体作水平方向转动。

- 3—4 月龄时,婴儿头眼协调能力进一步发展,头部转动范围增加,而且喜欢看自己的手,辨别颜色。

- 6 个月左右时,婴儿视觉逐渐发育成熟,能够看清楚面前的食物。

- 6—7 月龄时,婴儿目光能上下垂直移动,并协调身体动作。

- 8—9 月龄时,婴儿开始出现立体视觉。

需注意,5 岁以内小孩都存在生理性远视,这是因为眼睛发育还不完善。随着眼球的逐渐发育,5 岁左右小孩的视力一般可以达到正常水平,家长不必过分担心。

二、与进食有关的味觉和嗅觉的发展规律

味觉和嗅觉的发育在胎儿期就已经开始,而且胎儿在孕期 2—3 个月就已基本完成口腔构造,具有了味蕾,会通过吞咽羊水体验味觉以及对羊水气味的嗅觉。由于羊水中含有糖、乳糖、乳酸、脂肪酸、肌酸、尿素、尿酸、氨基酸的味道,所以胎儿在出生之后就具有识别甜、

---

① 对光反射:瞳孔遇到手电筒的光而缩小。

咸、酸、苦等基本味道的能力。婴幼儿出于本能喜欢甜味，不喜欢苦味或酸味。

胎儿出生之后，母婴通过气味相互熟悉。婴儿会通过鼻子感知母亲的气味，寻找乳头吸吮乳汁，也会从母乳中获得各种嗅觉和味觉的刺激。这是因为即使在同一次哺乳中，母乳含有的糖分或脂肪比例也会发生变化，进而引起母乳味道的变化，而这与母亲的饮食有关。同时，母乳喂养的婴儿还会获得多样的感知觉刺激，比如能够感知到乳汁的味觉和温度、母亲的声音和体温等。与母乳相比，配方奶成分固定，味道缺乏变化，不能在婴儿早期提供丰富的味觉刺激。同时，婴儿的味觉对人造奶嘴与母亲乳头的识别非常敏感，这常常导致转变其喂养方式很困难。比如，吸吮母亲乳房需要较大力气才能引起乳汁流出，而液体从奶瓶靠重力流出，而且流速快几乎不需要婴儿用力，所以如果婴儿习惯了奶瓶喂养，就会不适应吸吮母亲乳房吃奶的方式，即会引起"奶瓶混淆"，使得转变回母乳喂养非常困难。因此，对于奶瓶或配方奶粉的使用要格外谨慎。

早期味觉的经历，比如羊水和母乳，对婴幼儿以后接受新食物有特别的引导作用，也会使婴幼儿更容易接受新食物。

此外，婴儿可能存在味觉敏感期，敏感期的食物多样化可以带来丰富的味觉刺激，有助于婴儿建立持久广泛的食物喜好，避免挑食和偏食问题。

三、与进食有关的大运动和精细动作的发展规律

大运动是指涉及身体较大幅度的动作，比如坐、爬、跑、跳等。婴幼儿在母乳喂养过程中需要与母亲配合支撑身体，调整吸吮时的姿势、辅食喂养时的稳坐等。精细动作是指手的动作，比如抓、敲、扔、捏、撕等。精细动作会运用到用"手指食物"吃饭、自己吃饭等进食过程中。

（一）母乳喂养婴幼儿的进食姿势

新生儿躯体控制能力较弱，为保证母乳喂养的顺利，哺乳时母亲和婴儿都需要调整姿势，保证双方都处于舒适的状态。良好的母乳喂养姿势可以保证婴儿紧贴母亲、没有身体扭转，能轻松吸吮母亲乳房。随着小婴儿的年龄增长，骨骼和肌肉的发育加强，可以用各种姿势吸吮母亲的乳房。

良好的母乳喂养姿势具体有以下四个要点：

- 婴儿从头到臀部身体呈一条直线；
- 婴儿腹部紧贴母亲的腹部；
- 婴儿的脸面向母亲的乳房，鼻尖对着母亲乳头；
- 婴儿的全身得到有效支撑，头部可以灵活扭转。

（二）辅食喂养阶段婴幼儿动作的发展规律

随着大运动和精细动作的发育：

1. 接近 6 个月的婴儿具备短暂自己坐、在有人扶着或者靠垫支撑的情况下能够自己坐稳、坐着吃半固体食物的能力。此时婴儿还有其他相应表现，比如脖子稳定、对食物感兴趣、把食物放进嘴里很少用舌尖顶出来（即挺舌反射减弱）。

2. 6—8 个月辅食添加初期，婴儿用手抓食物吃的动作还比较笨拙。

3. 9 个月左右时，婴儿就能够比较准确地通过手抓动作将食物送到口中，并且可以练习自己扶着杯子喝水。

4. 12 个月左右可以练习自己用勺子吃饭。

5. 18—24 个月，即 1 岁半到 2 岁，幼儿基本可以独立吃饭。

6. 大约在 2—3 岁时，大部分幼儿可以熟练使用勺子等餐具自己吃饭，但是仍然需要父母或照护人员的陪伴和帮助。

家长和照护人员需要充分理解婴幼儿不同阶段的能力发展，做到回应性照护、顺应喂养，帮助婴幼儿建立自主吃饭的能力。

（三）以婴幼儿为主体的进食意义

婴幼儿喂养中的主体是婴幼儿，家长或照护人员应观察、识别和按照婴幼儿的进食意愿和节奏辅助其进食。

在辅食添加早期，家长和照护人员在喂饭的同时，应允许婴幼儿用手抓食物自己吃。只有通过多次练习手抓吃饭，婴幼儿眼睛、手、口三者的协调动作才会逐渐熟练，并促进其后期掌握碗筷等餐具的使用方法，逐步实现自己吃饭。手抓吃饭涉及眼、手、口三者的协调运动：

-婴幼儿用眼睛确认食物，用手指抓东西送到嘴边，张开嘴，把食物放进口中。全程需要用眼睛确认食物的位置、大小、形状等。

-通过用手抓东西，婴幼儿还可以感知食物的软硬和冷热。大约 8 月龄左右在手眼协调下开始自己手抓食物进食，通过多次练习积累体验，能够慢慢感知到用多大的力气才合适，9月龄比较熟练。

-用手指把食物拿到嘴边的时候，会运用嘴与手的协调。

┌ 参考文献 ┐

［1］陈荣华，赵正言，刘湘. 儿童保健学［M］. 5 版. 南京：江苏科学技术出版社，

2017.

〔2〕克雷曼.儿童营养学〔M〕.申昆玲,译.7版.北京：人民军医出版社,2015.

〔3〕黎海芪.实用儿童保健学〔M〕.北京：人民卫生出版社,2016.

〔4〕任钰雯,高海凤.母乳喂养理论与实践〔M〕.北京：人民卫生出版社,2018.

〔5〕王卫平,孙锟,常立文.儿科学〔M〕.9版.北京：人民卫生出版社,2018.

〔6〕徐晓飞,陈慧萍,杨继国.儿童消化系统发育生理研究进展〔J〕.中国儿童保健杂志,2019,27(11)：1196-1200.

〔7〕杨月欣,葛可佑.中国营养科学全书〔M〕.2版.北京：人民卫生出版社,2019.

〔8〕中国营养学会膳食指南修订专家委员会妇幼人群指南修订专家工作组.6月龄内婴儿母乳喂养指南〔J〕.临床儿科杂志,2016,34(04)：287-291.

〔9〕中国营养学会膳食指南修订专家委员会妇幼人群指南修订专家工作组.7—24月龄婴幼儿喂养指南〔J〕.临床儿科杂志,2016,34(05)：381-387.

〔10〕中国营养学会膳食指南修订专家委员会妇幼人群指南修订专家工作组.学龄前儿童膳食指南〔J〕.临床儿科杂志,2017,35(02)：158-160.

第三章

0—3岁婴幼儿喂养

学习目标

1. 了解0—3岁婴幼儿喂养需要关注的要点。

2. 掌握各年龄段婴幼儿喂养的推荐。

3. 了解婴幼儿顺应喂养与回应性照护的关系。

思维导图

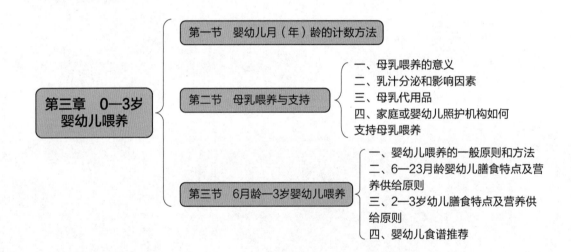

第一节　婴幼儿月（年）龄的计数方法

第二节　母乳喂养与支持
一、母乳喂养的意义
二、乳汁分泌和影响因素
三、母乳代用品
四、家庭或婴幼儿照护机构如何支持母乳喂养

第三章　0—3岁婴幼儿喂养

第三节　6月龄—3岁婴幼儿喂养
一、婴幼儿喂养的一般原则和方法
二、6—23月龄婴幼儿膳食特点及营养供给原则
三、2—3岁幼儿膳食特点及营养供给原则
四、婴幼儿食谱推荐

　　母乳喂养和及时、安全、充分且适宜的辅食添加是婴幼儿科学喂养的核心内容，也是良好营养与健康的干预措施，对儿童早期生存、营养状况、生长发育、慢性病预防和能力发展具有重要影响。

　　本章将具体介绍母乳喂养和辅食添加的重要性和推荐原则。

第一节　婴幼儿月（年）龄的计数方法

准确计算月龄及年龄对于指导喂养和照护机构工作非常重要。法律、人口统计和医学领域均涉及计算月龄以及年龄，比如未成年人的年龄、儿童入学年龄、成人适婚年龄、工龄等，以及新生儿死亡率、婴儿死亡率、五岁以下儿童死亡率、生育率等统计指标。婴幼儿喂养行为评价、生长发育评价以及监测也需要准确计算月龄和年龄，比如0—5月龄婴儿纯母乳喂养率、6—8月龄婴儿辅食添加率、年龄别体重、身高别体重、年龄别身高（长）等评价指标。

本节将介绍婴幼儿月（年）龄的计数方法。

婴儿出生之后从0月龄开始计数；出生后第1个月内（未满月）的婴儿是0月龄，满月后进入第2个月即1月龄；在1岁生日前1天的年龄为0岁11月龄30天，是婴儿期的最后1天；生日当天，年龄为1岁0月龄1天，或者12月龄1天，是幼儿期的第1天。

按照阳历，完整1年有365天（闰年366天），12个自然月，每个自然月的天数从28到31不等，这经常导致计算月龄会相差一到两天。不过这种误差对于工作和生活的影响很小，不必担心。简单起见，我们通常按照1个月30天计算月龄和年龄。

婴幼儿月（年）龄的日历计数方法具体如下：

-婴儿出生时（即脐带结扎当时），年龄为0月龄0天0时。

-度过最初24小时，进入第2天，年龄为0月龄1天。

-进入出生之后第28天，在医学上即将完成新生儿期，年龄为0月龄27天。

-进入出生之后第31天，已经生存和生活了30天（即第1个月），进入第2个月，年龄为1月龄1天。

-第61天，进入第3个月，年龄为2月龄1天。

-第91天，进入第4个月，年龄为3月龄1天。

-……

-在第180天，年龄为5月龄30天，是5月龄的最后1天。因此出生后0—180天，即6个月（180天）内的婴儿年龄为0—5月龄。

-第181天，年龄为6月龄1天。世界卫生组织和联合国儿童基金会发布的《婴幼儿喂养全球策略》和我国2020年发布的国家标准WS/T678-2020《婴幼儿辅食添加营养指南》对辅食喂养的推荐均为"180天纯母乳喂养之后，开始添加辅食"，即建议满6月龄开始添加辅食。

－第 211 到 240 天，年龄为 7 月龄 1 天至 7 月龄 30 天。依次类推。

除了日历计数方法，我们还可以利用 Excel 和金山等电子表格软件中的计算功能、世界卫生组织开发的 Anthro 软件进行月龄计算，都可以精确计算到月。具体运用可参见配套教材第三章相关内容。

第二节　母乳喂养与支持

出生之后最初数月的营养保障了婴儿的生存和健康，对其生长发育和后续健康具有持续且至关重要的影响。母乳喂养，既能为婴儿提供全面、充足的能量和营养，又能避免过度喂养，使婴儿保持适宜的、健康的生长速率，为其一生的健康奠定基础。因此，本节将重点介绍母乳喂养的意义、泌乳机制和影响因素、母乳代用品以及婴幼儿照护机构如何支持母乳喂养。

一、母乳喂养的意义

母乳是最适合人类婴儿的自然食物。出生后纯母乳喂养适合绝大多数的母婴，只有很少数母婴因为疾病或其他原因需要采用部分母乳喂养或完全添加母乳代用品。

2002 年世界卫生组织和联合国儿童基金会联合发布《全球婴幼儿喂养战略》，更新了婴幼儿喂养推荐：取代之前 4—6 个月纯母乳喂养的建议。该文件推荐儿童出生后 6 个月内应该只喂母乳，即纯母乳喂养；建议在婴幼儿大约长到 6 个月（即 6 月龄 0 天）时开始及时、充分和安全地添加辅食，同时继续母乳喂养到 2 岁或 2 岁以上。世界多国相继采纳这一推荐，支持、鼓励母乳喂养和适宜的辅食添加。

母乳喂养对母婴的健康有很多益处：

－出生后最初 6 个月的母乳可以满足健康足月儿正常生长所需要的全部、足量的营养需要，可提供大量免疫活性物质，促进婴儿生理、免疫、神经系统和心理行为的发育与成熟；

－出生之后 6—12 个月的母乳能够继续提供婴儿所需一半以上的能量，以及不同比例的蛋白质、维生素 A 等营养素，还可以使婴儿获得抗体以及母乳低聚糖等各种免疫保护因子。

－出生之后 12—24 个月的母乳喂养至少能够提供婴儿所需三分之一以上的能量。更重要的是，此时母乳中的免疫活性物质能够继续保护婴幼儿免患许多疾病。

－母乳喂养还能够提供母亲与婴幼儿亲密接触的机会，增进母子间的情感连接，促进婴幼儿神经和心理发育。

-母乳喂养对母亲健康有益,有助于母亲消耗孕期体内储存的脂肪,减少产后体重滞留,降低乳腺癌和子宫癌罹患风险。

不仅如此,研究表明:继续母乳喂养可显著减少儿童患腹泻、中耳炎、肺炎等感染性疾病;还可减少婴幼儿食物过敏、特应性皮炎等过敏性疾病;此外,母乳喂养的婴儿到成人期时,身高会更高,肥胖及各种代谢性疾病明显减少。

总之,母乳喂养让母婴双方获益良多。

二、乳汁分泌和影响因素

乳汁分泌指乳房腺体细胞内的乳汁生产,之后乳汁在乳房导管汇集和排出乳房。这些过程受到婴儿吸吮刺激以及催乳素、催产素(缩宫素)的调节,也受到母亲的情绪和心理状况等因素的影响。

乳汁由乳房内的腺体细胞产生,乳汁产生之后进入乳导管中,汇集到大导管,最终从乳头排出乳汁。射乳反射指吸吮刺激乳头乳晕,引发乳导管收缩,挤压乳汁最终从大导管喷射排出乳房。

频繁母乳喂养是射乳反射最重要的影响因素,吸吮刺激促进乳汁分泌。射乳反射容易受母亲的想法和感受的影响。母亲心情愉快和保持美好的感受有助于射乳反射。对育儿和母乳喂养充满信心、与婴儿愉快地在一起等,都会使乳汁排出。而母亲的负面情绪或不良感受,如疼痛、焦虑或怀疑自己奶量不够等,都会抑制乳汁分泌和射乳,不过这种情况通常是短暂的,不必过分担心。最后,抚摸或注视婴儿,或听到婴儿的哭声,也会有助于射乳反射。因此,射乳反射的关键是保证频繁母乳喂养。

乳汁的生成和乳汁排出乳房受到催乳素和催产素的影响。婴儿吮吸乳头乳晕,刺激垂体分泌催乳素和催产素,再经过血液到达乳房。催乳素在哺乳之后 30 分钟左右达到高峰水平,促进乳房内乳汁生成。催产素在哺乳时分泌,促进乳汁排出乳房。

婴儿的吮吸是乳量的关键影响因素。有效吮吸保证乳房充分排空,乳汁产生量充足。但如果有效吮吸不足,乳汁滞留乳房,泌乳则减少。因此,保证充足母乳喂养次数和吸吮是促进乳汁分泌的关键。另外,由于催产素和催乳素在夜间分泌较多,并且婴儿在夜间生长快速、营养需要量大,因此,保持夜间母乳喂养非常重要,这有助于维持泌乳和满足婴儿生长需要。

三、母乳代用品

联合国儿童基金会的数据显示,当前全球范围 0—5 月龄婴儿的母乳喂养率仅为 41%,

与母乳代用品的过度使用密切相关。

鉴于母乳喂养的重要性和全球范围母乳喂养的现状，国内外都做了很多努力。

1981年，世界卫生组织出台了《国际母乳代用品销售守则》（以下简称《守则》），之后历年世界卫生大会通过将近20份决议呼吁各国保护母亲获得全面和公正的信息，通过法律法规保护母乳喂养，合理使用母乳代用品，禁止代乳品广告和宣传，约束市场促销行为。

母乳喂养关系到母婴健康及国民整体身体素质，我国一直在加强和完善对母乳喂养保障政策的制定以及执行。2012年国务院公布实施的《女职工劳动保护特别规定》，沿续1953年发布的《中华人民共和国劳动保险条例》中有关女工人、女职员生育待遇的规定，1955年国务院发布的《关于女工作人员生产假期的通知》和1988年发布施行的《女职工劳动保护规定》，持续实施女职工生育保护制度，推行母亲产假和父母育儿假、女职工生育保险；建议公共场所和工作场所设立母婴室；在医疗卫生系统实施爱婴医院行动。此外，1995年颁布的《中华人民共和国母婴保健法》，2013年国家食品药品监管总局、国家卫生计生委和工商总局发布的《关于进一步规范母乳代用品宣传和销售行为的通知》，都旨在切实保障婴幼儿身体健康，进一步规范母乳代用品宣传和销售行为。2015年我国修订后的《广告法》第二十条规定禁止在大众传播媒介或者公共场所发布声称全部或者部分替代母乳的婴儿乳制品、饮料和其他食品广告。

然而，家庭普遍缺乏育儿经验和科学喂养知识，对于母乳喂养的误解和缺乏科学依据的说法混杂盛行。另一方面，支持母乳喂养的措施不足或执行质量参差不齐、母乳喂养咨询指导不到位，都增加了母乳代用品的不必要使用。需要强调的是，母乳代用品不同于普通食品，使用母乳代用品喂养婴幼儿存在健康危害，应遵循专业医护人员的指导！

以下将针对母乳代用品的定义、危害、医学指征及相关操作做具体介绍。

（一）母乳代用品的定义

《守则》定义母乳代用品为部分或全部代替母乳的任何食品，即可能干扰母乳喂养的食物和饮料产品，包括市场销售的针对0—36月龄婴幼儿使用的配方奶粉、米粉、菜泥、果泥、肉泥、饮料等。

婴幼儿配方奶粉是最常见的母乳代用品。婴幼儿配方奶粉采用动物乳汁、大豆和植物油等原料配制而成。目前我们已知400多种母乳成分，包括免疫活性物质，伴随着研究发现，母乳成分的名单还在延伸，而配方奶粉的成分只有40多种。虽然设计配方原则上接近母乳成分，但是距离母乳还相差甚远。

（二）代乳品的危害

母乳喂养是人类作为哺乳动物的生物学本能，对婴儿健康生长、生存和发展，以及母亲的健康具有不可替代的意义,而使用母乳代用品喂养阻碍婴儿获得原本应该通过母乳喂养获得的健康受益。越来越多的科学证据表明,代乳品喂养可能带来健康和安全隐患,比如增加感染、疾病、过敏、肥胖和智力风险。因此,母亲及其家人有权利全面了解客观、公正的信息,在充分知情的基础上决定是否使用代乳品。母乳代用品喂养存在的危害有:

－干扰母乳喂养。代乳品的使用会直接减少母亲哺乳次数,引起乳汁滞留乳房、乳汁分泌减少,打击母亲哺乳信心,并进一步增加代乳品使用,导致母乳喂养中止,而且会极大增加哺乳和重新开始母乳喂养的难度。

－存在较高的污染风险。世界卫生大会提醒各国关注:配方奶粉存在阪崎肠杆菌、沙门氏菌污染,会引起婴儿感染、腹泻,甚至死亡。同时,喂养工具的清洁卫生问题会增加食品污染和婴儿腹泻的可能性。因此,应严格掌握婴幼儿配方奶粉的使用指征,避免和减少不必要的使用。

－使用不当,冲调出来的喂养液可能过稀或过稠,导致婴幼儿营养摄入不足,或者摄入过量、增加肾脏负担。

生活中,很多家庭选择给 6 个月以上的婴幼儿使用配方奶粉。由于这时候婴儿的进食功能和消化吸收能力已得到全面发展,能够接受大部分各种固体和半固体食物,所以此时液态调配的配方奶粉属于奶制品,而非代乳品。

使用母乳代用品的常见误解是认为"母乳不足"和"母乳不适合孩子"。"母乳不足"可能是对婴儿哭闹原因的误判,也可能是因为婴儿早期由于含接不良或哺乳姿势不合适所引起的无效吸吮(指有类似吸吮的动作,但是不能引起乳汁从乳房流出,没有真正吸吮到乳汁),因此,需要母亲识别婴儿的进食信号,学习良好的含接和母乳喂养姿势。"母乳不适合孩子"的误解常常出现在母乳性黄疸、腹泻、体重增长不理想、母亲患病等情况,事实上只有少数情况存在需要添加母乳代用品的医学指征。

(三) 代乳品使用的医学指征

世界卫生组织出版的《不能进行母乳喂养的医学指征》中指出,重要的是查明和确定下列情况:

－有些婴儿由于吸吮力弱或者口腔结构异常不能通过吸吮母亲乳房吃到母乳(即亲喂),比如早产儿、唇腭裂患儿,但母乳仍然可以作为这些婴儿的食物选择之一,具体可以采用杯子、吸管、或小勺给婴儿喂养挤出的母乳。

－婴儿患有先天性代谢性疾病,比如半乳糖症、苯丙酮尿症、槭枫糖尿病等,存在特殊的代谢问题,不能吃母乳或其他乳制品,包括常见的母乳代用品。先天性代谢性疾病非常罕见,可能需要部分或完全使用特殊配方的母乳代用品喂养。

－母亲健康和其他因素不能母乳喂养。在母婴分离、母亲死亡或病重、母亲艾滋病（HIV）阳性、母亲知情同意决定不母乳喂养的情况下，婴儿可能需要替代喂养。

对于存在医学指征、自身健康情况不允许纯母乳喂养的婴儿，需要根据其自身情况选择合适的喂养方式，由专业的医务人员检查和随访，同时母亲和家人需要掌握安全配置代乳品的操作方法和喂养婴儿的技巧。

在不具有以上医学指征的情况下，由于其他原因添加母乳代用品，比如，过度预期婴儿体重增长、母亲需要上班或者离开婴儿、觉得配方奶粉营养等同或者优于母乳。母亲及其家人在做出决定之前应谨慎评估不同喂养方式，了解减少母乳喂养、使用代乳品可能带来的健康危害，同样应该咨询专业的医务人员，掌握安全配置代乳品的操作方法和喂养婴儿的技巧。

（四）安全配制、贮存和操作婴幼儿配方奶粉

配方奶等代乳品的使用指导仅面向确实有需要使用配方奶粉喂养的婴儿，要避免误导母乳喂养的母婴选择配方奶粉喂养。对于有需要使用配方奶粉喂养的婴儿，应注意以下几点：

－选择符合婴儿月龄的产品，注意查看保质期。

－奶粉开封之后要加盖或封闭保存在干燥、避光和阴凉处，尽快使用。如果发现奶粉出现变色、异物等情况要立即丢弃。

－建议由卫生保健专业人员指导父母和护理人员正确配制、贮存和操作婴幼儿配方奶粉，确保安全。

世界卫生组织对家庭、医院和护理机构配制、贮存婴幼儿配方奶粉的操作提出了建议，包括家庭环境、托育机构等操作婴幼儿配方奶粉的相关内容描述，内容涉及良好的卫生、清洗和消毒喂养和配制器具、冲奶粉用水的温度应在70℃以上、配制、贮存喂养液、贮存喂养液的再加温和使用、喂养液的运送及其使用、置放和喂养时间。

小贴士

《母乳代用品销售守则》的十条要点

1. 禁止对公众进行代乳品、奶瓶或橡皮奶头的广告宣传；

2. 禁止向母亲免费提供代乳品样品；

3. 禁止在卫生保健机构中使用这些产品；

4. 禁止公司向母亲推销这些产品;

5. 禁止向卫生保健工作者赠送礼品或样品;

6. 禁止以文字或图画等形式宣传人工喂养,包括在产品标签上印婴儿图片;

7. 向卫生保健工作者提供的资料必须具有科学性和真实性;

8. 有关人工喂养的所有资料,包括产品标签,都应该说明母乳喂养的优点及人工喂养的代价与危害;

9. 不适当的产品,如加糖炼乳,不应推销给婴儿;

10. 所有的食品必须是高质量的,同时要考虑到使用这些食品的国家的气候条件及储存条件。

四、家庭或婴幼儿照护机构如何支持母乳喂养

良好的养育遵循自然规律,以家庭为核心。年幼儿童在父母早期养育照护过程中形成的良好饮食习惯、规律睡眠等行为习惯将影响其一生。因此,家庭是婴幼儿养育照护的核心,其中喂养是照料婴幼儿健康成长的重要内容,母乳喂养尤其如此。

1. 母乳喂养的核心是家庭

婴儿在出生之后数年内的母乳喂养,包括开始(半)固体食物饮食之后继续母乳喂养,需要母婴密切的相处。母乳喂养不仅仅是母亲一个人的责任,母乳喂养能否顺利进行不仅受到母婴双方内在的生物性因素影响,还受到家庭、亲友、医护人员、生活和工作环境等社会性因素的影响,首当其冲需要充满关爱、理解和支持的家庭环境。

近年来社会各界呼吁助力父母支持家庭育儿、支持和促进母乳喂养,托育照护机构更加要秉持以家庭为核心的原则。我国对婴幼儿托育照护的原则以家庭为主,托育补充,并对确有照护困难的家庭或婴幼儿提供必要的服务,强调家庭和机构合作,为家庭提供科学的养育指导。

2. 照护机构支持母乳喂养

婴幼儿托育照护服务在一定程度上产生了婴幼儿与家庭在物理空间上的隔离,但是在养育行为和方式上机构与家庭应该充分融合,托育也不应该成为婴幼儿减少或停止母乳喂养的原因。

除了喂养挤出来的母乳,照护人员很可能受家长之托给孩子喂食配方奶粉。对于确实需要使用配方奶粉的情况,制备和储存配方奶喂养液时应该严格按照相应卫生安全的要求

进行操作,可参见上文已经介绍的世界卫生组织指导原则中对家庭环境下操作婴幼儿配方奶粉的相关内容。对于其实不需要使用配方奶粉的情况,照护机构及其工作人员不应该建议家长减少母乳喂养而使用人工喂养。

第三节　6月龄—3岁婴幼儿喂养

婴儿出生6个月以后(即从6月龄开始)需要添加母乳之外的食物,也就是辅食。大约在1岁半到2岁左右,家常的固体和半固体食物成为幼儿的主要能量和营养来源,幼儿完成从母乳到半固体、固体食物的转换,基本形成"一日三餐两点"的进食规律,在成人帮助下基本能够自主进食。需注意,添加辅食的同时应继续母乳喂养至2岁或2岁以上。只是,随着辅食的增加,母乳喂养的次数会慢慢减少,哺乳逐渐集中在清晨醒来和晚间入睡以及幼儿患病或不适的时候。

婴幼儿6个月之后的喂养具有明显的个性化特点。父母家人、照护服务者和照护机构需要尊重婴幼儿的个性化特点,灵活喂养。婴幼儿每次进食量的不确定性比较大,进食之后再次饥饿的时间可长可短,所以安排喂养时间不可过于固定,购买食物和评估食物消耗的时候可保留适当的富余空间。同时,需要细心观察和适应每一个孩子的年龄、饮食喜好和进餐量,还要考虑季节特点搭配新鲜、时令的当地食材,注意食物多样化,保证及时添加动物来源食物。此外,照护机构还要做好婴幼儿每日喂养记录、评估进餐情况并及时调整食谱。

表3-1综合世界卫生组织(WHO)和联合国儿童基金会(UNICEF)提出针对6—23月龄母乳喂养的婴幼儿的辅食喂养推荐原则以及我国卫健委婴幼儿喂养健康教育核心信息。

表3-1　6—23月龄母乳喂养的婴幼儿的喂养推荐

年龄	频次 (每天)	母乳之外食物 每餐平均进食量	食物质地 (稠度/均匀度)	食物多样化 (每天)
满6月龄开始添加辅食	频繁母乳喂养+1次辅食	从尝一尝开始逐渐增加到2—3小勺	稠粥/糊糊	建议婴幼儿每天进食多种食物 母乳+动物来源食物(肉、蛋、奶)+豆类(豆浆、豆腐等)+主食(粥、面条、土豆等)+蔬菜/水
6—8月龄	频繁母乳喂养+1—2次辅食+酌情1—2次加餐	每餐2—3勺,逐渐增加到1/2碗(250 ml的碗)	稠粥/糊糊/捣烂/煮烂的家庭食物	

年龄	频次 (每天)	母乳之外食物 每餐平均进食量	食物质地 (稠度/均匀度)	食物多样化 (每天)
9—11月龄	继续母乳喂养+ 2—3 次辅食+ 酌情 1—2 次加 餐	1/2 碗(250 ml 的 碗)	细细切碎的家庭 食物 手指食物 条状食物	果(白菜、西兰花、 苹果、梨等)+微营 养素补充剂(营养 包,必要时)
12—23 月龄	继续母乳喂养+ 3 次辅食+2 次 加餐	3/4 碗到一整碗 (250 ml 的碗)	条状食物 家庭食物	
回应性照护	<ul><li>进食时儿童需要学习新技能,吃饭也是学习和示爱的时间。吃饭期间保持互动,减少干扰。</li><li>耐心和积极地鼓励孩子进食,不要强迫进食。</li><li>对于新食物孩子需要多次尝试,孩子可能最初不会马上喜欢或接受新食物。</li></ul>			
水的清洁与安全	<ul><li>用干净的杯子和勺子给孩子喝煮开的自来水。</li><li>很难清洗干净的杯子容易引起腹泻,一定不要给孩子用。</li><li>用肥皂和清水洗干净双手。</li><li>准备食物、进食、处理剩饭/垃圾、大小便等活动之前和之后都要洗手。</li></ul>			

一、婴幼儿喂养的一般原则和方法

婴幼儿辅食喂养的照护内容涉及食物的制作和喂养方式两个方面,而且需要根据儿童的进食能力和营养需要进行调整。以下是父母或照护人员在喂养婴幼儿时可以参考借鉴的一般原则和方法。

1. 婴幼儿食物最重要的是安全

婴幼儿食物要煮熟、煮透,同时尽量保持食物中的营养成分和原有口味,并使食物质地适合婴幼儿的进食能力。婴幼儿的免疫系统尚不成熟、容易发生腹泻,且蔬菜、肉类、海鲜等食物可能带有泥土、细菌、病毒、寄生虫等致病物质,所以制作婴幼儿辅食时要严格遵循以下安全卫生操作要点:

① 准备辅食所用的案板、锅铲、碗勺等炊具均应清洗干净、晾干;

② 选择优质的原材料,应尽可能新鲜,并仔细择选和清洗;

③ 避免油炸、烧烤等烹饪方法,减少营养素的流失;

④ 单独制作,或在家庭烹饪食物投放调味品之前选出部分适合婴幼儿的食物;

⑤ 现做现吃,没有吃完的辅食不宜再次喂给婴幼儿。

食物的质地大小应符合婴幼儿的咀嚼吞咽能力,食物制作过程细节方面需注意:

-应将食物切碎煮烂;

-完全除去骨、刺、核等;

-坚果类食物应先磨碎,制成酱或泥等状态;

-避免给婴幼儿吃容易误吸的硬糖块、整粒的花生、整粒的葡萄、果冻等。

2. 根据婴幼儿的年龄制作合适的食物

婴幼儿的进食能力和营养需要随年龄有所变化,应逐渐增加其进食食物的稠度和硬度、进食频率和进食量,并注意食物多样化。适合婴幼儿的辅食应该满足以下条件:

-富含能量和多种营养素,尤其蛋白质、铁、锌、钙、维生素 A 等;

-口味清淡,不咸、不辣、不额外添加糖或刺激性调味品;

-质地和稠度适合婴幼儿;

-婴幼儿喜欢;

-当地生产且价格合理,家庭可负担。

3. 循序渐进添加辅食

依据婴幼儿膳食特点,辅食添加的数量、质地、种类、营养吸收等都有一个循序渐进的过程,可以参照以下原则:

-逐步添加新食物,由少到多、注意稠度并逐渐增加稠度、由细到粗,循序渐进。

-从一种富铁泥糊状食物开始,如肉泥等,逐渐增加食物种类,逐渐过渡到半固体或固体食物,如烂面、肉末、碎菜、水果粒等。

-引入新食物可能需要适应 2—3 天,应密切观察婴幼儿是否出现食物不耐受甚至过敏的现象。

4. 为婴幼儿设立建设性的进食环境

-按婴幼儿的生活习惯决定辅食喂养的适宜时间。年龄越小的婴幼儿,进食时间的规律性越弱,不应固定进餐时间,应灵活安排。

-从开始添加辅食起就应为婴幼儿安排固定的座位和餐具,营造安静、轻松的进餐环境,杜绝电视、玩具、手机等的干扰。

-喂养时成人应与婴幼儿保持面对面,以便于交流。

-每餐时间不少于 20 分钟,不超过 30 分钟。因为 20 分钟之后,婴幼儿的注意力很难继续关注食物和进食。

-两餐之间保持大约两小时的间隔,期间尽量避免进食,以保证进餐时的食欲。

-合理安排婴幼儿的作息时间,包括睡眠、进食和活动时间等。尽量将辅食喂养安排在与家庭进餐时间相近或相同时,以便婴幼儿以后能与家人共同进餐。

-鼓励患病期间的婴幼儿继续进食,保证获得必需的能量和营养用于疾病消耗。病痛会导致婴幼儿食欲下降,此时应提供婴幼儿喜欢的、容易消化的食物,可以少量多餐。在疾病恢复期,出于追赶生长的需要,婴幼儿进食量会增加,应适当增加营养丰富的动物来源的食物,比如肉、鱼、蛋,并多吃新鲜蔬菜。

5. 食物多样化

食物多样化指食物种类的多样,是喂养的重要原则,能够保证儿童获得多种营养素,降低单一食物带来的安全风险。

婴幼儿吃的食物与家庭日常食物一致。从营养学角度来看,食物一般分为5大类(详见本书第一章内容),分别是:

-谷类和薯类:谷类包括大米、面粉、玉米等;薯类包括马铃薯、甘薯、木薯。主要提供碳水化合物、蛋白质、膳食纤维、B族维生素。

-动物性食物:畜禽肉(牛肉、羊肉、猪肉、鸡、鸭、鹅)、鱼、虾、蟹、蛋、奶等,主要提供蛋白质、脂肪、矿物质、维生素D、B族维生素。

-豆类及坚果:豆类包括大豆、蚕豆以及豆腐、豆腐干等豆制品,坚果类包括核桃、花生、杏仁等。主要提供蛋白质、脂肪、膳食纤维、矿物质、B族维生素和维生素E。

-蔬菜水果类:主要提供维生素、矿物质、膳食纤维。

-纯能量食物:动植物油、淀粉、食用糖等。

为了便于评价和区分营养素特点,婴幼儿辅食一般又可以细分为7类:

① 主食:谷类、蔬菜类中的根茎类和薯类,比如米饭、面条、馒头、红薯、土豆、大米、小米(不包括谷类稀粥)等,主要提供碳水化合物。

② 肉类:畜禽鱼类及其内脏等,主要提供优质蛋白质、脂肪、脂溶性维生素、铁、钙、锌等。

③ 奶类:牛奶、酸奶、奶酪等奶及奶制品等。

④ 蛋类:鸡蛋、鸭蛋、鹌鹑蛋等,提供优质蛋白质和脂肪。

⑤ 维生素A丰富的蔬果(不包括果汁):胡萝卜、南瓜、菠菜、油麦菜、山楂、柿子、芒果、木瓜等。

⑥ 其他蔬果(不包括果汁):小油菜、娃娃菜、花椰菜、西兰花、苹果、梨等。

⑦ 豆类及其制品/坚果类:豆类及其制品比如黄豆、豆腐、豆干等;坚果包括花生仁和花生酱、芝麻和芝麻酱、核桃仁、腰果等,含有丰富的植物蛋白质和油脂。

食物多样化可以保证摄入多种营养。世界卫生组织建议婴幼儿每日进食以上7类食物中的4类或4类以上食物。动物来源的食物营养密度高,比如肉、蛋、奶,应注意合理添加。

6. 顺应喂养

婴幼儿对于进食有意识也有态度,出生伊始就通过动作、表情和声音表达"饿了想吃"和

"饱了不吃"的意愿,父母和照护人员需要顺应婴幼儿的进食规律进行喂养。婴幼儿不会、也不应该被动地接受成人给予的食物。父母及照护人员应根据婴幼儿营养需要的变化、感知觉以及认知、行为和运动能力的发展,顺应婴幼儿的需要进行喂养,帮助婴幼儿逐步达到与家人一致的规律进餐模式,并学会自主进食,遵守必要的进餐礼仪。

知识拓展

顺应喂养

顺应喂养是在回应性照护模式框架下发展起来的婴幼儿喂养模式。回应性照护(responsive caregiving)指负责任的育儿和喂养、家访和养育项目、日常照护、情感与发展支持、照护者的养育和连续性,而顺应喂养要求:

-父母和照护者应负责准备安全、有营养的食物,并根据婴幼儿需要及时提供;

-父母和照护者应负责创造良好的进食环境;

-具体吃什么、吃多少,应由婴幼儿自主决定;

-在喂养过程中,父母和照护者应及时感知婴幼儿发出的饥饿或饱足的信号,充分尊重婴幼儿的意愿,耐心鼓励,但决不能强迫喂养。

父母应如何判断并及时回应婴幼儿发出的饥饿或饱足的信号呢? 一般当婴儿看到食物表现出兴奋、小勺靠近时张嘴、舔吮食物等,表示饥饿;而当婴儿紧闭小嘴、扭头、吐出食物时,则表示已吃饱。每当这个时候,父母应以正面的态度,鼓励婴幼儿以语言、肢体语言等发出要求或拒绝进食的请求,增进婴幼儿对饥饿或饱足的内在感受,发展其自我控制饥饿或饱足的能力。

同时,父母们也应注意,应允许婴幼儿在准备好的食物中挑选自己喜爱的食物。对于婴幼儿不喜欢的食物,父母应反复提供并鼓励其尝试。且父母应对食物和进食保持中立态度,不能以食物和进食作为惩罚和奖励,避免打乱儿童的进食本能、引起拒绝进食。

二、6—23 月龄婴幼儿膳食特点及营养供给原则

辅食最基本的功能是辅助母乳提供能量,满足婴儿不断增加的能量需要。比如 6—12月龄婴儿约 1/3—1/2 的能量来自辅食,12—23 月龄幼儿大约 1/2—2/3 的能量来自辅食。

辅食不仅仅能够提供能量,还能够满足婴幼儿对铁的特别需求。婴儿出生之后4—6个月内生长发育需要的铁主要来自胎儿期获得的铁储备,以及一部分从母乳中获得的铁,但铁储备在半岁左右消耗殆尽。虽然母乳中铁的生物吸收率高达50%,但母乳分泌量在半岁之后就不再增加。因此,半岁之后铁的重要来源是辅食。婴儿最初添加的辅食应该是富铁的食物,比如铁吸收率高的肉泥、肝泥等,之后在此基础上再逐渐引入多样化的食物,以提供各种营养素。

由于婴幼儿的进食能力和行为发育随着年龄推进在发展和变化,所以婴幼儿辅食和喂养具有年龄特点。通常将6—23月龄的辅食喂养时期划分为6—8月龄、9—11月龄和12—23月龄3个阶段。

(一) 6—8月龄婴儿

6—8月龄属于辅食添加开始阶段,主要是让婴儿适应新的食物并逐渐增加进食量。添加辅食应在婴儿健康且情绪良好时开始,遵照辅食添加第一条原则:每次添加一种新食物,进食量由少到多,注意保持食物一定的稠度,食物质地由细到粗,循序渐进。同时,为了保证母乳喂养,建议刚开始添加辅食时,先母乳喂养,婴儿半饱时再喂辅食,然后再根据需要哺乳。

6月龄最初添加辅食从1—2勺[①]开始、每天2—3次,仍以母乳喂养为主。第1天可以尝试1—2次,第1次可以尝试1小勺。第2天根据婴儿的情况适当增加进食量或进食次数。观察2—3天,如婴儿适应良好就可再引入一种新的食物。在婴儿适应多种食物后可以混合喂养,如南瓜泥拌蛋黄、肉泥蛋羹等,每次食物以2—3种比较合适。

婴儿刚开始学习接受小勺喂养时,由于进食技能不足,只会舔吮,甚至将食物推出、吐出,父母或照护人员需要帮助婴儿慢慢练习。可以用小勺舀起少量稠糊状食物涂在婴儿一侧嘴角让其吮舔,切忌将小勺直接塞进婴儿嘴里,这会让婴儿有窒息的感觉,产生不良的进食体验。

随着婴儿辅食量增加,满7月龄时(即第211天),多数婴儿每餐可吃辅食100 ml左右,辅食成为比较单独的一餐。两次进食可以间隔2—3小时,并逐渐过渡到辅食喂养与哺乳间隔的模式,即每天母乳喂养大约4—6次,辅食喂养2—3次。非母乳喂养或者母乳喂养减少的儿童可以在以上推荐的基础上,每日增加1—2次辅食,并适当增加动物奶和奶制品摄入。

在给6—8月龄婴儿引入新的食物时尤其需要留意观察是否有食物不耐受甚至过敏的现象。如果出现轻微症状(少量皮肤红疹、大便改变等),通常不需特别处理。但如果出现呕

---

① 勺容量为10 mL。

吐、腹泻、严重的湿疹等不良反应,须及时停止喂养,待症状消失后再从小量开始尝试。如仍然出现同样的不良反应,则应尽快咨询医师。

小年龄儿童的睡眠、进食等活动的时间并不固定,父母或照护人员需要灵活、合理地适应和调整,并尽量(但不强迫)将辅食喂养安排在与家人同时,比如白天的进餐时间逐渐与家人一致,以便儿童融入家庭进餐。

婴儿的手眼协调能力在 8—9 月龄逐渐建立,开始对自主进食感兴趣。建议从 8 月龄开始,父母或照护人员把辅食做成手指大小的小条或小块,比如香蕉块、煮熟的土豆或者胡萝卜条、小块的馒头或面包、切片的水果和蔬菜、撕开的鸡肉等,为婴儿准备一些软烂易咬、便于手抓的食物,即"手指食物",鼓励婴儿尝试自喂。

(二) 9—11 月龄婴儿

相比 6—8 月龄婴儿,9—11 月龄婴儿已经尝试并适应了多种食物。这一阶段应继续扩大婴儿食物种类,并增加食物的稠厚度和粗糙度,食物可带有一定的小颗粒。并可尝试制作块状的食物,注重培养婴儿对食物和进食的兴趣。

9—11 月龄婴儿在继续母乳喂养的同时,每天可以添加 2—3 次辅食,一日三餐时间与成人大致相同,同时根据需要可以在早餐至午餐、午餐至晚餐或临睡前各安排 1 次加餐点心。

虽然婴儿在 4—8 个月可能开始萌出乳牙,且伴随越来越多的牙齿萌出,婴儿可以啃咬食物。但是,在 2 岁之前,婴幼儿的乳磨牙均未萌出,牙齿咀嚼的能力还非常有限,主要依靠牙床磨碎较软的小颗粒食物。因此,在 9—11 月龄尝试有稠度、一定硬度和稍微具有颗粒状的食物可促使婴儿多咀嚼,有利于牙齿的萌出。

9—11 月龄这个年龄段婴儿的日常活动规律仍然具有可变性,照护人员仍然需要灵活、合理的安排婴儿的睡眠、进食和活动时间,保持每天按需母乳喂养,喂养 2—3 次辅食,适当安排加餐;继续保持食物多样化,尝试各种蔬菜和水果,并根据婴儿需要增加进食量,鼓励婴儿自己动手抓食物吃。

(三) 12—23 月龄幼儿

相比前面年龄段的婴儿,过完 1 岁生日,进入 12 月龄的幼儿已经大致尝试过大部分家常食物,这一阶段主要是学习自主进食,也就是学习自己吃饭,并继续向成人饮食过渡。照护人员尽量安排幼儿与家人一起进餐,食物的质地和进食方式接近家人。随着幼儿自我意识的增强,可以鼓励儿童自主进食,尝试和练习使用勺子。1 岁之后有些儿童能用小勺舀饭自己吃,但通常操作不稳、饭菜散落明显。18 月龄儿童能自己吃一半左右的食物,23 月龄时通常能比较熟练地用小勺自喂,少有散落。

12—23月龄幼儿大部分时间可以与成人配合做到一日三餐,并在早餐和午餐、午餐和晚餐之间或临睡前各安排一次加餐点心。

辅食添加过早或过晚的影响

建议婴儿出生6个月以后开始添加辅食。过早或过晚添加辅食都会对婴幼儿健康产生不利影响。

过早添加辅食的影响有:

婴儿容易因消化系统不成熟而引发胃肠不适,进而导致喂养困难或增加感染、过敏等风险。

过早添加辅食是母乳喂养提前终止的重要原因,并且是儿童和成人期肥胖的重要风险因素。

过早添加辅食期间发生的不愉快进食经历,可能影响婴幼儿长期的进食行为。

过晚添加辅食的影响有:

增加婴幼儿蛋白质、铁、锌、碘、维生素A等缺乏的风险。

增加缺铁性贫血等各种营养缺乏性疾病的风险,并造成长期不可逆的不良影响。

可能造成喂养困难,比如新食物接受困难、咀嚼能力弱等。

三、2—3岁幼儿膳食特点及营养供给原则

经过之前膳食模式的过渡和转变,2岁左右的幼儿已经完成了辅食添加,食物种类、膳食结构和进食方式已经非常接近成人。幼儿也主要是与家人共同生活,可能部分时间在照护机构或者由其他照护人员照顾。该阶段幼儿膳食的原则是继续保持食物多样化、鼓励自主进食,并培养良好行为。

2—3岁是饮食行为和生活方式形成的关键时期,也是教育幼儿养成节约粮食和良好就餐礼仪的重要时期。国家卫健委2020年发布的《托育机构保育指导大纲(试行)》提出,对于25—36个月幼儿,应每日提供多种食物,引导其认识和喜爱食物,培养其专注进食、喜欢多种食物的能力,鼓励其参与协助分餐和摆放餐具等活动。中国营养学会《学龄前儿童膳食指

南(2016)》指出,父母和照护人员可以从以下几个方面关注孩子的进食和生活习惯的养成:

(一) 规律进餐,自主进食不挑食,培养良好饮食习惯

1. 规律就餐是学龄前儿童获得全面、足量的食物摄入和良好消化吸收的保障。

2. 此时期儿童神经心理发育迅速,自我意识强,易出现进食不够专注,应注意引导儿童自主、有规律的进餐。

3. 每天保证不少于 3 次正餐和 2 次加餐,不随意改变进餐时间及进餐环境。

4. 控制进餐时间,吃饭细嚼慢咽但不拖延,最好在 30 分钟内完成。

5. 让孩子自主使用筷、勺进餐,增加儿童进食兴趣,培养信心和独立能力。

(二) 每天饮奶,足量饮水,正确选择零食

1. 有条件的情况下,建议每天饮奶 300—400 ml,或相同量的奶制品。

2. 除奶类及其他食物中摄入的水分外,建议每天饮水量为 600—800 ml。以白开水为主,少量多次。

3. 零食尽可能与加餐相结合,以不影响正餐为前提。需注意,零食不是俗称的包装小食品,尽量选择奶制品、水果、蛋类及坚果类等,不宜选用油炸食品、膨化食品。

(三) 食物应合理烹调,易于消化,少调料、少油炸

1. 从小培养儿童清淡口味,有助于形成终生的健康饮食习惯。

2. 烹调方式宜选择蒸、煮、炖、煨等。

3. 口味应清淡,尽量少用或不用味精等调味品,控制食盐用量,可选择天然新鲜香料(葱、蒜、洋葱、柠檬、醋等)和新鲜果蔬汁进行调味。

(四) 鼓励婴幼儿参与食物选择与制作,增进对食物的认知与喜爱

1. 鼓励婴幼儿体验和认识各种食物的天然味道和质地,了解食物特性,增进对食物的喜爱。

2. 鼓励婴幼儿参与家庭食物选择和制作过程,吸引婴幼儿对各种食物的兴趣。

3. 让婴幼儿参观家庭膳食制备过程,参与一些力所能及的加工活动,如摘菜,体会参与的乐趣。

(五) 经常户外活动,保障健康生长

1. 鼓励婴幼儿经常参加户外游戏与活动,实现对其体能、智能的锻炼培养,促进维生素 D 吸收。

2. 学龄前儿童每天应进行至少60分钟的体育活动,除睡觉外,尽量避免让儿童有连续超过1小时的静止状态。

3. 2岁以内的婴幼儿不建议观看和使用电子屏,2岁以上幼儿使用电子屏幕的时间每天少于1小时。

2—3岁幼儿每天安排三次正餐,两正餐之间应间隔4—5小时。还有两次加餐,分别在上午下午各安排1次,加餐与正餐之间间隔1.5—2小时。如果晚餐时间比较早,可以在睡觉前2小时安排1次加餐。加餐以奶类、水果为主,配以少量面食。

四、婴幼儿食谱推荐

正如本书各章节所述,婴幼儿的膳食喂养具有年龄特点,照护人员需遵循婴幼儿进食能力的发展规律对其进行喂养。以下是适用于6—8月龄、9—11月龄、12—23月龄、2—3岁母乳喂养婴幼儿的食谱,供家长及照护人员制作婴幼儿膳食时参考,并根据实际情况选择营养丰富而且婴幼儿愿意吃的食物,同时建议非母乳喂养儿摄入适量奶制品。

以下食谱中部分食物的具体制作方法可参见本书配套用书。

(一) 6—8月龄婴儿

6月龄刚刚开始添加辅食,此时辅食应该是含铁丰富、易消化且不易引起过敏、具有相当稠度的泥状食物,比如香蕉泥、鸡肝泥。

注意事项:

1. 此时婴儿的进食量比较少,辅食以尝试为主要目的,需要从1—2勺[1]开始添加,每天1—2次。根据婴儿的接受情况逐渐增加到每天3次,每次小半碗[2](小半碗大约50 ml左右)。

2. 注意食物多样化,同时需要及时引入动物来源的食物,比如肉泥(禽类和畜类)、肝泥(鸡肝、鸭肝、猪肝、羊肝)等,以满足婴儿对铁的需求。

表3-2 6月龄婴儿一日食谱示例

第一次辅食	第二次辅食	母乳
鸡肝泥	香蕉泥	白天、黑夜按需多次母乳

注:6月龄0天(即第181天)是开始添加辅食的时间。

---

① 勺容量为10 mL。
② 碗容量为250 mL。

6—8月龄是婴儿辅食添加初期,辅食仍然是一定稠度的泥状食物,可适当增加稠度;每1—2次辅食,可酌情增加1—2次,逐渐在8月龄的时候每次进食大约小半碗(125 ml左右)。

注意1:此时婴儿处于味觉敏感期,应保持食物多样性,尝试多种食物。

注意2:此时婴儿对铁的需求很大,需要适当摄入含铁丰富的食物,比如动物来源的食物。

表3-3 6—8月龄婴儿一日食谱示例

第一次	第二次	母乳
南瓜猪肝泥	鸡肉土豆泥	随着固体食物添加,喂养频率逐步减少至每天4—6次

(二) 9—11月龄婴儿

9—11月龄婴儿已经尝试和接受过多种食物,此时辅食的质地要从一定稠度的泥状过渡到软饭;每日2—3次辅食,可酌情增加1—2次,每次进食大约半碗到大半碗(120—200 ml左右)。

注意1:此时婴儿处于味觉敏感期的最后阶段,需继续保持食物多样性,可以替换营养价值接近的同种类食物,比如南瓜与胡萝卜。

注意2:此时婴儿对铁的需求依旧很大,需要适当摄入含铁丰富的食物。

表3-4 9—11月龄婴儿一日食谱示例

第一次	第二次	第三次	母乳
蛋黄南瓜粥	大米烂饭 (4倍水蒸熟) 牛肉末圆白菜碎	巴沙鱼西兰花焖面糊	喂养频率逐步减少至每天4次

(三) 12—23月龄幼儿

大约1岁生日之后,儿童能够吃很多种家常食物,但是食物质地要软烂一些。伴随着离乳过程,家常食物逐渐成为主要食物而且进食时间逐渐规律,每日3次进餐,1—2次加餐,每次进食大约一碗(250 ml左右)。

注意1:幼儿的咀嚼能力比成人弱,食物比成人食物软一些。

注意2:幼儿的食欲不稳定,可能出现短暂的食欲下降,这时需要家长变换食物种类和做法。

注意 3：继续保持食物多样性，尝试多种食物，并不时替换营养价值接近的同种类食物。

表 3-5　12—23 月龄幼儿一日食谱示例

早餐	加餐	中餐	加餐	晚餐	母乳
菜肉包子 大米粥	香蕉	大米小米混蒸饭 大白菜炖羊肉 南瓜汤	酸奶（100克）	扁豆碎肉 焖面 青菜豆腐汤	喂养频率逐步减少至每天 2—3次

注：酸奶指由动物乳添加乳酸杆菌发酵的产品，不同于乳酸菌饮料或含奶饮料。详见第二册第六章内容。

（四）2—3 岁幼儿

2—3 岁幼儿的饮食同 12—23 月龄幼儿一样，基本能够吃家常食物，只是质地比成人的软一些。伴随着离乳，家常食物逐渐成为主要食物，每日 3 次进餐，1—2 次加餐，每次进食大约一碗（250 ml 左右）。

注意 1：幼儿的咀嚼能力比成人弱，食物比成人食物软一些。

注意 2：继续保持食物多样性，尝试多种食物，并不时替换营养价值接近的同种类食物。

表 3-6　2—3 岁幼儿一日食谱示例

早餐	加餐	中餐	加餐	晚餐	母乳
牛奶麦片 蒸花卷 蒸鸡蛋 1 个	香蕉	大米土豆混蒸饭 豆角炒肉末 鸡蛋汤	酸奶（100 克）	炒饼 胡萝卜炖牛肉 五香豆腐干	喂养频率逐步减少至每天 2—3 次

注：建议非母乳喂养儿摄入适量奶制品。

参考文献

［1］陈荣华,赵正言,刘湘云. 儿童保健学［M］. 5 版. 南京：江苏科学技术出版社,2017.

［2］黎海芪. 实用儿童保健学［M］. 北京：人民卫生出版社,2016.

［3］任钰雯,高海凤. 母乳喂养理论与实践［M］. 北京：人民卫生出版社,2018.

［4］ 世界卫生组织.国际母乳代用品销售守则常见问题［EB/OL］.［2017-10-17］.https://apps.who.int/iris/bitstream/handle/10665/254911/WHO-NMH-NHD-17.1-chi.pdf.

［5］ 世界卫生组织,联合国儿童基金会.婴幼儿喂养全球战略［R/OL］.［2003-12-31］.https://www.who.int/nutrition/publications/infantfeeding/9241562218/zh/.

［6］ 张霆,常素英.婴幼儿喂养咨询——基层卫生人员培训教程与实践指导［M］.北京:人民卫生出版社,2021.

［6］ 中国营养学会膳食指南修订专家委员会妇幼人群指南修订专家工作组.学龄前儿童膳食指南［J］.临床儿科杂志,2017,35(02):158-160.

［7］ 中国营养学会膳食指南修订专家委员会妇幼人群指南修订专家工作组.6月龄内婴儿母乳喂养指南［J］.临床儿科杂志,2016,34(04):287-291.

［8］ 中国营养学会膳食指南修订专家委员会妇幼人群指南修订专家工作组.7—24月龄婴幼儿喂养指南［J］.临床儿科杂志,2016,34(05):381-387.

［9］ Dewey K. Guiding Principles for Complementary Feeding of the Breastfed Child ［J］. *Washington D*, 2003.

［10］ FAO. *Enterobacter Sakazakii and Other Microorganisms in Powdered Infant Formula Meeting Report* ［EB/OL］. ［2004-10-12］. http://www.fao.org/3/y5502e/y5502e00.htm.

［11］ Kramer M S, Kakuma R. *The Optimal Duration of Exclusive Breastfeeding: a Systematic Review* ［J］. *International Journal of Evidence-Based Healthcare*, 2002,11(2): 140-141.

［12］ United Nations Children's Fund, Division of Data, Analysis, Planning and Monitoring Global UNICEF Global Databases: Infant and Young Child Feeding: Exclusive Breastfeeding, Predominant Breastfeeding ［R］. *New York*, 2020.

［13］ Victora CG, Bahl R, Barros AJ, et al. Breastfeeding in the 21st Century: Epidemiology, Mechanisms and Lifelong effect ［J］. *The Lancet*, 2016,387(10017): 475-490.

［14］ WHO. Acceptable Medical Reasons for Use of Breast-milk Substitutes ［J］. *Geneva World Health Organization*, 2009(4): 383-390.

［15］ WHO. Guidelines for the Safe Preparation, Storage and Handling of Powdered

Infant Formula [J]. *World Health Organization*，2013.

[16] WHO. *International Code of Marketing of Breast-milk Substitutes* 1981 [EB/OL]. [2019-12-03]. https://www. who. int/nutrition/netcode/ resolutions/en/.

[17] WHO，UNICEF. Infant Young Child Feeding Counselling：An Integrated Course [J]. *Journal of Nepal Health Research Council*，2006，10.

[18] WHO. *WHO Guideline Development Group Meeting on Complementary Feeding of Infants and Children* [EB/OL]. [2019-12-04]. https://www. who. int/docs/default-source/nutritionlibrary/events/2019-gdgmeeting-comple mentary-feeding-commentsandbios-2to4dec. pdf? sfvrsn＝49d6a4103.

第四章

0—3 岁婴幼儿营养状况评估

学习目标

1. 准确掌握0—3岁婴幼儿主要的体格指标，并能够运用评价方法进行生长发育的评估。

2. 了解婴幼儿膳食指标评价的相关方法。

3. 了解婴幼儿营养状况评价常用实验室检测指标。

4. 了解贫血和铁缺乏贫血的相关知识。

思维导图

第四章　0—3岁婴幼儿营养状况评估

- 第一节　体格指标及其评价方法
  - 一、身高（长）和体重的测量方法
  - 二、体格生长常用评估方法及其指标
- 第二节　膳食调查方法
  - 一、24小时膳食回顾法
  - 二、食物频率法
- 第三节　实验室检查
  - 一、婴幼儿营养状况评价常用实验室检测指标
  - 二、贫血筛查方法

　　营养状况评估是营养学的重要内容，一般通过膳食调查、体格检查、临床检查和实验室检查进行综合评价。

　　营养状况评估不仅是所有患有急慢性疾病人群病情评估和治疗的重要组成部分，还是评价儿童生长发育是否偏离正常的主要途径。需要注意的是，营养不足或营养素缺乏病体征往往是几种同时存在，一种营养素缺乏病体征的急慢性表现也会同时存在，不同的疾病可能会存在相似的疾病反应。

　　我国于2013年针对0—5岁中国居民进行了营养与健康状况监测，其中涉及营养状况评估，但该评估过于繁琐，很多调查内容专业性太强，所以本章只提炼出更为精华和易于操作的、适合照护人员针对0—3岁婴幼儿这类特殊个体进行的营养状况评估方法进行介绍，主要包括体格指标及其评价方法、膳食调查方法以及实验室检查。

第一节　体格指标及其评价方法

婴幼儿的生长发育指整个身体或器官的增长和身体功能的成熟。其中,生长指身体各器官、系统的形体长大和形态变化,有相应的测量值;发育则是指细胞、组织、器官功能的分化与成熟,是机体的质的变化,二者密不可分。本节将介绍体格生长中身高和体重的测量方法以及常用的可以反映体格状况的评价方法及其指标。

一、身高(长)和体重的测量方法

(一) 身高(长)

身高(长)是正确评估身体发育特征和评价生长速度的凭据之一,也是人体生长长度的重要指标。身高指头、脊柱和下肢长的总和。2 岁以下孩子卧位(即躺着)测量得到的数据,称为身长;2 岁以上孩子站着测量得到的数据,称为身高。足月新生儿出生时身长平均 50 厘米;第一年增长最快约 25 厘米,1 岁时约为 75 厘米;第二年平均增长 10 厘米,第二年之后到青春期前,平均每年增长 5—7 厘米。

2—10 岁儿童的标准身高估算公式为:

$$身高(长)＝年龄×7＋77(厘米)$$

目前,用于有效评估个体身高(长)测量结果的方法为百分位法,它是一种用来判断个体生长发育处于人群什么水平的一种测量体格的方法。与其相关的理论内容详见本节"二"中的"(二)百分位法",应用案例详见配套用书的第四章第一节。

(二) 体重

体重能在一定程度上反映婴幼儿骨骼、肌肉、皮下脂肪和内脏重量增长的综合状况,且是营养评价中最易获得、最简单、直接而又极为重要的反映儿童生长与营养状况的指标之一。

婴儿出生时的正常体重平均为 3 千克,前 3 个月平均每月能增加 800—1000 克,3—6 个月时平均每月增加 500—600 克,6 个月后平均每月增加 250—300 克。到 1 岁时约为 10 千克,且女孩略轻于男孩。

2—10岁儿童的标准体重估算公式为：

$$体重(千克)＝年龄(岁)×2＋8$$

体重的个人评估方法与身高相同，都需要参照运用百分位法。

二、体格生长常用评估方法及其指标

在评定婴幼儿体格生长水平时，常与同性别、同年龄组的正常值来进行比较，进而判断其各项体格测量指标的数值是否属于正常水平。身高、体重的测量是体格测量的主要内容，对应年龄别体重、年龄别身高以及身高别体重3个指标，每个指标都对应多种统计学方法，如标准差法(Z评分法)、百分位法、中位数百分比法、曲线图法、指数法等。但我国常用的统计学方法为标准差法(Z评分法)、百分位法以及中位数百分比法，考虑该书受众人群的需求及婴幼儿这一人群的特殊性，本部分只选取最常使用的Z评分法和百分位法进行介绍。

(一) Z评分法

"Z评分"根据标准差提出，所以又称"标准差评分"，是世界卫生组织依据在全球收集到的各年龄段婴幼儿的身高、体重数据，来分别对细分各年龄段儿童的身高和体重计算均值及其标准差，并由此标准化为Z值，以不同的Z值来判别儿童的体重和身高是否适宜，并用以判断儿童综合营养状况的有效方法。也就是说，Z评分表示测量结果，是实测值与参考人群中位数之间的差值和参考人群标准差相比的比值。简单来讲，它是将某个儿童测量的数据与推荐的儿童群体数据的平均水平的数据进行比较，若该儿童的生长数据高于这个群体的一般水平，则Z评分为正值，反之则为负值。Z评分的绝对值越小(最小为0)，说明该儿童的生长状况越接近一般水平，Z评分的绝对值越大，说明该儿童的生长状况越偏离一般水平。

目前，准确又简便计算Z评分的方法是使用Anthro软件。Anthro软件是由WHO提供的针对0—60月龄的婴幼儿进行生长发育评价和监测的软件，具体可进入http://www.who.int/childgrowth/software/en/网页找到"WHO Anthroexe"下载键接并点击进行安装。具体操作步骤及应用案例可详见配套用书《0—3岁婴幼儿营养状况及喂养实操指导》第四章的相关内容。下载后只需要录入孩子的身长、体重、月龄、性别等参数，软件即可自动计算出各项Z评分。

Z评分指标有年龄别体重Z评分(weight-for-age，WAZ)、年龄别身高(长)Z评分(height(length) for age，HAZ)、身高(长)别体重Z评分(weight-for-height(length)，WHZ)。这三个指标除了可以有效评估个体婴幼儿的营养状况，还可以用来评估某一群体

（如幼儿园、小学或某些年龄段儿童）的营养状况。下面将具体介绍这三个指标。

1. 年龄别体重 Z 评分

年龄别体重 Z 评分（weight-for-age，WAZ），指婴幼儿体重实测值与同年龄、同性别参考儿童体重中位数之间的差值和同年龄、同性别参考婴幼儿体重标准差相比所得的比值，公式为：

年龄别体重 Z 评分 ＝［婴幼儿体重的测量值 － 同年龄、同性别婴幼儿体重的中位数］/［同年龄、同性别婴幼儿体重的标准差］

该指标是以年龄为参照，来判断一个儿童的体重相对其年龄是否处于同等年龄儿童的正常体重范围，与身高无关。且通常用来评估儿童近期及长期体重是否不足或严重不足，但通常不用它来判断体重超重或肥胖。大多数情况下，体重随年龄而上升，但是由于未考虑身高对体重的影响，所以当采用 Z 评分评价时，一些身材偏高或偏矮的婴幼儿，体重就会偏离该年龄群体的一般水平，但按照其身高来看，可能仍然是身材匀称的。因此，在应用时，高瘦儿童的年龄别体重正常时，还需结合身高别体重指标予以进一步评估，以发现早期营养不良的存在。矮胖儿童的年龄别体重正常时，也需结合身高别体重指标明确超重、肥胖程度，以利于作具体指导。

WHO 指出，"WAZ＜－2"判定为低体重，"WAZ＜－3"判定为重度低体重，其评分表见附录的表1、表2。例如张某，女，出生4周，体重为3.0 kg，此时我们可以对应附录表1查到其 WAZ 数值，即第172页第5行（即4周所在的行）的3.0，介于2.7 和 3.1 之间（－3＜WAZ＜－2），则该女婴表现为低体重。

2. 年龄别身高(长)Z 评分

年龄别身高（长）Z 评分（height(length)for age，HAZ），指婴幼儿身高（长）实测值与同年龄、同性别参考婴幼儿身高（长）中位数之间的差值和同年龄、同性别参考人群身高（长）标准差相比所得的比值，公式为：

年龄别身高（长）Z 评分 ＝［婴幼儿身高（长）的测量值－同年龄、同性别婴幼儿身高（长）的中位数］/［同年龄、同性别婴幼儿身高（长）的标准差］

该指标是以年龄为参照，来判断一个儿童的身高（长）相对其年龄是否处于同等年龄儿童的正常身高（长）范围。大多数情况下，身高随年龄而增长。通过这个指标可以发现同年龄中身材矮小者，这可能与长期营养不良或者多病有关。一般来说，年龄别身高（长）的数据分布较接近正态分布，身高过低或过高的儿童人数分布大致相当。

同时，该指标是识别过去营养不良的重要依据。所谓"过去营养不良"，包括既往慢性营养不良史、先天营养不足和父母的遗传因素。暂时的营养不足并不会影响骨骼的生长，但长期的营养不足会导致生长迟缓。据研究,对营养不良儿童增加1年左右时间的膳食营养才能在该指标上有明显反映。

WHO指出,HAZ<-2判定为生长迟缓,HAZ<-3判定为重度生长迟缓。其评分表见附录的表3-6。

3. 身高(长)别体重Z评分

身高(长)别体重Z评分(weight-for-height(length),WHZ),指婴幼儿体重实测值与同性别、同身高(长)婴幼儿体重中位数之间的差值和同性别、同身高(长)婴幼儿体重标准差相比所得的比值,公式为:

身高(长)别体重Z评分=[婴幼儿体重的测量值-同性别、同身高(长)婴幼儿体重的中位数]/[同性别、同身高(长)婴幼儿体重的标准差]

体重和身高的相对比例可以反映出体型的匀称程度,因此该指标可用于消瘦、超重和肥胖的评估。但一般来说,2岁以下婴幼儿身高(长)的测量误差较大,所以对该年龄段婴幼儿的应用要谨慎一些。

该指标是以身高(长)为参照,来判断一个儿童的体重相对其身高(长)是否处于同等身高儿童的正常体重范围,与年龄无关,是儿童近期营养状况的指标,主要反映急性营养不良。由于不同国家同一身高的中位数值非常接近,民族、地区的差异对其影响较小,因此世界卫生组织推荐将该指标作为国际间或国内不同地区间进行营养状况比较的依据。

WHO指出,"WHZ<-2"判定为消瘦,"WHZ<-3"判定为重度消瘦,"WHZ>2"判定为超重,"WHZ>3"判定为肥胖,其评分表见附录的表7-表10。消瘦通常是由于近期的疾病或食物短缺导致体重严重下降,当然,也可能是长期的营养不良或疾病。体重偏高意味着能量过剩而导致的超重或肥胖。

表4-1为根据以上三个Z评分指标判定5岁以下儿童生长状况的界值。

表4-1 5岁以下儿童生长状况判定的Z评分界值

Z评分	年龄别体重(WAZ)Z评分	年龄别身高(长)(HAZ)Z评分	身高(长)别体重(WHZ)Z评分
>3 SD	—	—	肥胖
>2 SD	—	—	超重
<-2 SD	低体重	生长迟缓	消瘦
<-3 SD	重度低体重	重度生长迟缓	重度消瘦

(二)百分位法

百分位法是近年来世界上常用来评估体格生长状况的方法。它是把一组观测值按数值大小排列,处于P％位置的值称第P百分位数。P_{50}即为中位数,约与标准差法的均值相当。P_3代表第3百分位数值,P_{97}代表第97百分位数值,从P_3—P_{97}包括了全样本的95％。该方法的适用范围和优缺点与Z评分法相似,只是数值分布更为细致,准确性更高。

百分位法经常在构建百分位生长曲线图时应用。具体构建百分位曲线时,一般选7条百分位曲线,即P_{95}、P_{90}、P_{75}、P_{50}、P_{25}、P_{10}和P_5。百分位曲线有性别和年龄差异。需要在百分位曲线图上查某一宝宝的身高或体重在曲线上的位置,首先要同性别,然后同年龄,之后再根据曲线进行查找和分析。具体方法的运用参照配套用书《0—3岁婴幼儿营养状况评估及喂养实操指导》中第四章第一节的相关内容。

小贴士

体质指数(BMI)

体质指数(Body Mass Index,简称BMI)是一种计算身高别体重的指数,是评价18岁以上成人群体营养状况的常用指标。它不仅能较敏感地反映体型肥胖程度,还与皮褶厚度、上臂围等营养状况指标的相关性较高。它的计算公式为:体质指数(BMI)=体重(kg)/[身高(m)]^2。

成人BMI的划分标准不适用于处于快速生长发育期的儿童和青少年,所以该指标对于婴幼儿来说针对性不强,只作拓展知识了解即可。

第二节 膳食调查方法

膳食调查方法在营养实践中的地位不容忽视,是营养调查的重要组成部分之一,是人体营养状况评价的重要手段。该方法可以进行包括膳食模式、能量营养素摄入量、能量营养素来源、蛋白质脂肪食物来源、各餐能量分配比例等的评价,通过这些评价可以判断人体营养素的摄入是否满足身体需求。由于该部分的分析和评价结果过于繁琐和专业,所以儿童早期发展从业人员只需简单了解即可,具体需要掌握的部分以配套用书《0—3岁婴幼儿营养状况评估及喂养实操指导》中偏实际操作的第四章"第二节　0—3岁婴幼儿辅食添加状况分析及喂养指导"为主。

根据不同的调查设计,可以将膳食调查方法分为回顾性和前瞻性两类。

回顾性的膳食调查方法,顾名思义,指通过该方法,使被调查对象回顾和描述在调查时刻以前一段设定的时间段内摄入的所有食物的数量、种类和频次等,并进行食物摄入的计算和评估。该类方法又细分为以下几种方法,主要有:

- 24小时膳食回顾法

- 食物频率法

- 膳食史回顾法

前瞻性的膳食调查方法指,在被调查对象开始摄入所有食物之前就对其计划摄入食物的数量、种类及频次等进行调查、称重和成分分析等记录,从而进行个人膳食调查评估。该类方法同样也细分为几种方法,主要有:

- 称重法

- 记账法

- 化学分析法

针对0—3岁婴幼儿个体,目前最为常用和稳妥的膳食调查方法包括24小时膳食回顾法和食物频率法,即针对0—3岁婴幼儿的膳食调查方法主要是回顾性的。膳食调查方法都是既费人力、时间,又较为困难,属于较为专业的方法,所以对于以下部分的知识,该书受众人群能简单了解这两种方法的存在,并知道在不同的调查情况下,24小时膳食表和食物频次表会有不同的模板,并不具有唯一的形式即可,重点要掌握的是配套教材的第四章第二节提供的"儿童24小时食物调查表"。"儿童24小时食物调查表"相较本册涉及的理论内容更为简单、易操作,是根据实际情况对"24小时膳食表"和"食物频率表"进行结合和改进而来。

本节将围绕24小时膳食回顾法和食物频率法的定义、优缺点等方面进行介绍和说明。

一、24小时膳食回顾法

24小时膳食回顾法简称24小时回顾法,是目前最常使用的获得个体食物摄入量资料的膳食调查方法之一。该方法要求被调查对象回顾在调查时刻前24小时内所有食物(包括饮料)种类和数量的摄入情况,调查可以通过面对面或电话询问的渠道进行,并根据调查目的实时进行调整。

本部分将对 24 小时膳食回顾法进行全面介绍,具体设计和调查内容则需要根据具体调查目的来具体实施和完成,具体可参看配套用书第四章第二节来了解其运用。

24 小时膳食回顾法需要注意以下 4 个方面:

1. 记录调查对象 24 小时内消费的所有食物的量,在外就餐和两餐间吃的零食、饮料、酒类、营养素补充剂等都应该包括在内;

2. 食物消费量一般以两或克为单位,在估计食物的消费量时应明确是生食还是熟食的重量,是市售还是可食部分的重量。比如面条,原料是面粉,算做生食,而如果记录成面条就是熟食;市售部分是指从市场上购买的没有去掉不可食用的部分,比如香蕉,算上香蕉皮就是市售部分;可食部分是指去掉食物中不可食用部分后剩余的食物,比如去掉香蕉皮的部分。

3. 对于由多种原料组成的食物,应该分别记录原料的名称并估计每种原料的量。比如午餐吃猪肉末炒圆白菜,则需要将猪肉末和圆白菜两种原料的量都记录下来,猪肉末量不可忽略。

4. 调味品和食用油的用量少,在回顾法中很难估计其消费量,因而常常以称重法作为补充,不直接询问调味品和食用油的消费量。

为了增加调查的准确性,调查员可叮嘱被调查对象将所有摄入的食物和饮料记录在纸上,以免回顾过程中遗漏。在调查之前,应该对调查员进行统一的、专门的培训,使其掌握调查方法,了解本地食物供应情况、主副食品种和单位重量,特别是当地一些食品的单位重量,以鼓励和帮助被调查对象准确回顾和估计食物重量。

24 小时膳食回顾法的适用性和优点在于简便易行,开放式询问(可以得到开放式的答案)。该方法的缺点是,由于是回顾性调查,依赖于记忆,不是所有的人都能够较准确的回顾其消耗量及名称等信息,所以回顾可能不全面,甚至存在偏差,只能反映被调查人近期的膳食摄入,但不能代表通常的膳食摄入情况。

二、食物频率法

食物频率法(food frequency questionnaires,FFQ)又称食物频率问卷法,是运用"食物频率表"调查个体通常膳食的食物摄入量的调查方法。其调查的要求是需要被调查对象回顾在指定的一段时间内,食用"食物频率表"所列清单中某些食物的频率或量。

定量、半定量及定性三种类别,详见表 4 - 2。

表 4-2　食物频率法的类别

类别	对调查对象的要求
定量	回忆"食物频率表"中所列食物的食用频率、平均每次食用量(通常要借助于测量工具)。
半定量	不回忆具体的食用重量,只需根据提供的标准份额大小的食物样品回忆"食物频率表"中所列食物的份数、食用频率。
定性	该方法只需通过回忆来知道每种食物名称和食物的食用频率即可,而不是食物份额大小的资料,第二册第四章第二节的儿童 24 小时食物调查表就属于这种类别。

从上表可以看出,无论哪种类型的食物频率表,都至少包括食物名称和食用频率两部分。在调查某一食物摄入情况时,一般按照食物大类对调查表中的食物或者回忆的食物名称进行归类。比如土豆,需要将由土豆制作而成的食物也需算在内,如薯条、土豆泥等。

食物频率表中所列食物的种类取决于研究者的目的。如要进行综合性膳食摄入状况评价,则食物频率表的食物种类应该采用调查对象常消费的食物,因为不常消费的食物或者平时接触频次极低的食物种类对研究综合性摄入状况意义不大。如果研究膳食与营养相关疾病的关系,则食物频率表中的食物种类应包含与疾病有关的几种食物或含有特殊营养素的食物。如果研究目的是了解某些营养素的摄入状况,那么食物频率表中的食物种类需要富含这些营养素。

在一次明确目的的调研任务周期中,调查时间的长短可以是几日、几周、几个月甚至一年以上,较长调查时期的食物频率法可以得到通常的膳食摄入量。

食物频率法这种调查方法的优点在于简单,调查成本低,对调查员要求不高,省时省力,能反映出长期的膳食结构和营养摄入模式,是研究膳食和慢性病关系时常用的方法。但是这种方法也有缺点,即需要对过去的食物模式进行回忆,存在回忆偏倚,尤其当调查过去一年的膳食状况时,当前的膳食状况可能会影响对过去膳食的回忆。因此,不能用食物频率法计算营养素的摄入量。

第三节　实 验 室 检 查

一、婴幼儿营养状况评价常用实验室检测指标

实验室检查指通过生化方法分析血液、尿液中某种营养素的含量及其⋯⋯即分

析该营养素在机体内独特的、有生物学特性的生化代谢产物,并与营养素参考摄入量进行比较,从而评估人体对该营养素的缺乏状况。实验室检测指标有血液蛋白质、维生素、无机盐以及尿中的无机盐等。

分析特定营养素对评估个体的营养状况很有帮助,但由于正常人群存在较大差异以及多数维生素测定缺乏简单易行的方法,因此应用价值受到限制。比如,虽然可以测量生物素、烟酸以及必须脂肪酸等,但由于测量方法较为复杂、缺乏症状且测量水平并不明显,所以很少将这些营养素的测量应用于临床评估;又比如,钙、镁、磷等这些参与人体重要功能的矿物质在血清和细胞外液中的浓度过低,所以不易测量。考虑该部分检测指标均需要专业临床人士在专业的场景完成,所以该部分的表4-3只列一些重点营养素测量指标的正常值范围作为知识储备了解即可,无需掌握。

表4-3 营养素检测临界值(正常值)

检测项目	年龄	男性	女性
血清蛋白(g/dl)	日龄0—5	2.6—3.6	2.6—3.6
	日龄6—30	2.8—4.0	2.8—4.0
	1—6个月	3.1—4.2	3.1—4.2
	7—11个月	3.3—4.3	3.3—4.3
	1—3岁	3.5—4.6	3.5—4.6
前白蛋白(mg/dl)	0—11个月	6.0—21.0	6.0—21.0
	1—5岁	14.0—30.0	14.0—30.0
血清或血浆视黄醇(μg/dl)	0—1个月	18—50	18—50
	2个月至12岁	20—50	20—50
25-OH-D(ng/ml)		>20	>20
1-25-OH$_2$-D(pg/ml)		15—75	15—75
血清叶酸(ng/ml)	0—1岁	7.2—22.4	6.3—22.7
	2—3岁	2.5—15.0	1.7—15.7
血清或血浆α-维生素E(mg/L)	0—1个月	1.0—3.5	1.0—3.5
	2—5个月	2.0—6.0	2.0—6.0
	6—12个月	3.5—8.0	3.5—8.0
	2—12个月	5.5—9.0	5.5—9.0

检测项目	年龄	男性	女性
血浆维生素 C(mg/dl)		0.4—2.0	0.4—2.0
维生素 B₁₂ 血清 B₁₂(pg/L)	0—1 岁 2—3 岁	293—1208 264—1216	228—1514 416—1209
血红蛋白(g/dl)	日龄 0	13.5—19.5	13.5—19.5
	日龄 1—29	14.5—22.0	14.5—22.0
	1—2 个月	10.0—18.0	10.0—18.0
	3—5 个月	9.5—13.5	9.5—13.5
	6—12 个月	10.5—13.5	10.5—13.5
	2—5 岁	11.5—13.5	11.5—13.5
血清铁蛋白(ng/ml)	0—6 个月	6—400	6—430
	7—35 个月	15—57	12—60
	3—14 岁	14—80	12—73
血清铁(μg/dl)	0—6 周	100—250	100—250
	7 周至 11 个月	40—100	40—100
	1—10 岁	50—120	50—120
血清转铁蛋白(mg/dl)		180—370	180—370

注：没有标注年龄范围的检测项目，其临界值适用于全人群。

二、贫血筛查方法

铁缺乏和缺铁性贫血是我国乃至世界范围内常见的婴幼儿营养素缺乏症。筛查贫血是有效预防和及时治疗贫血的第一步。对于足月儿，推荐 6 月龄、9 月龄和 12 月龄时各筛查一次，以后每年一次；对于早产儿，建议在 3 月龄时就开始筛查，此后转入正常筛查。

（一）贫血筛查指标

在确定有无贫血时，血红蛋白（Hb）浓度是最常用且简单易行的检测和判定贫血的指标。血红蛋白浓度的影响因素包括年龄、性别、吸烟、海拔、孕期、种族等。

（二）血红蛋白浓度的检测方法

现场工作中，经常采用 HemoCue 血红蛋白测试仪进行贫血筛查。该仪器操作简单，可快速方便地定量检测血红蛋白。临床上常采用全自动血细胞分析仪测定血红蛋白。

血红蛋白的检测需要具有采血资格的医务人员进行,而儿童早期发展从业人员不具备采血资质,所以本书不介绍相关操作内容。

(三) 贫血的判定方法

1. 海拔在1000米以下的居民贫血的判定指标要求

表4-4是海拔在1000米以下地区的人群贫血的判定指标及界值,如果调查对象的血红蛋白浓度小于表中的界值,则判定为贫血。同时,根据血红蛋白浓度水平,可将贫血分为轻、中、重和极重度。血红蛋白浓度在90 g/L到正常值之间,被认为是轻度贫血,60—90 g/L是中度贫血,小于60 g/L是重度贫血,小于30 g/L是极重度贫血。

表4-4 人群贫血的判定指标及界值(海拔1000米以下)

年龄或性别		血红蛋白浓度(单位:g/L)
半岁—		110
5岁—		115
12岁—		120
15岁—	女性	120
	男性	130
妊娠女性		110

注:每个年龄区间的下限是下一个年龄段的上限。

2. 海拔校正

血红蛋白浓度受长期生活地区海拔高度的影响,并随海拔高度上升而增加。也就是说,如果海拔高度在1000米以上,则需要对判定标准进行校正。不同海拔高度居民血红蛋白的校正值见表4-5。

表4-5 不同海拔高度居民血红蛋白的校正值

海拔高度,m	血红蛋白校正值(g/L)
<1000	+0
1000—	+2
1500—	+5

海拔高度,m	血红蛋白校正值(g/L)
2 000—	+8
2 500—	+13
3 000—	+19
3 500—	+27
4 000—	+35
4 500—	+45

该表的校正值有以下两种使用方式:"标准校正"和"个体校正",其中"标准校正"更为常用。两种使用方式具体如下:

(1) 标准校正。在表4-4显示的海平面血红蛋白界值的基础上加上海拔血红蛋白校正值作为判断值,并对实测值进行判定。当调查对象的血红蛋白值小于校正后的判断值时,则判定为贫血。比如,在海拔为1600米的地区,2岁儿童的血红蛋白值为114 g/L,小于表4-4中的判定界值110 g/L加上表4-5中的校正值5 g/L,即小于115 g/L时,则判定为贫血。

(2) 个体校正。个体血红蛋白测定值减去所在海拔血红蛋白校正值得到个体水平血红蛋白测定值,使用表4-4指标及界值判定。同样以上面的例子进行说明,比如:在海拔为1600米的地区,2岁儿童的血红蛋白值为114 g/L,减去表4-5中的校正值5 g/L,即测定值为109 g/L,小于表4-4的界值110 g/L,则判定为贫血。

参考文献

[1] 陈荣华,赵正言,刘湘云.儿童保健学[M].5版.南京:江苏科学技术出版社,2017.

[2] 霍军生.营养筛查诊断与评估[M].1版.北京:人民卫生出版社,2020.

[3] 蒋一方.0—3岁婴幼儿营养与喂养[M].1版.上海:复旦大学出版社,2011.

[4] 克雷曼.儿童营养学[M].申昆玲,译.7版.北京:人民军医出版社,2015.

[5] 中国营养学会"缺铁性贫血营养防治专家共识"工作组.缺铁性贫血营养防治专家共识[J].营养学报,2019,41(05):417-426.

［6］中华人民共和国国家卫生和计划生育委员会. 中华人民共和国卫生行业标准 人群贫血筛查方法：WS/T 441－2013［S］. 北京：中国标准出版社，2013.

［7］WHO. Iron Deficiency Anaemia：Assessment，Prevention and Control，a Guide for Programme Managers ［J］. *Geneva：World Health Organization*， 2001.

第五章

0—3岁婴幼儿营养不良

学习目标

1. 充分认识到 0—3 岁婴幼儿营养不良的危害及长远影响。

2. 了解蛋白质—能量营养不良的概念、表现和影响、原因及预防措施。

3. 掌握微量营养素缺乏的原因及表现，能够在实践中应用预防措施。

4. 掌握肥胖的分类、影响和诊断标准。

5. 掌握超重、肥胖的原因及防治措施。

思维导图

第五章　0—3岁婴幼儿营养不良

第一节　蛋白质—能量营养不良
- 一、表现
- 二、影响
- 三、评估方法
- 四、原因
- 五、防治措施

第二节　微量营养素营养缺乏
- 一、维生素A的缺乏
- 二、维生素D与钙的缺乏
- 三、B族维生素的缺乏
- 四、维生素C的缺乏
- 五、铁的缺乏
- 六、锌的缺乏
- 七、碘的缺乏
- 八、小结

第三节　超重与肥胖
- 一、肥胖的原因和风险因素
- 二、影响
- 三、评估方法
- 四、防治措施

营养不良的定义随着时间的推移在不断完善。在早期,营养不良的定义完全等同于营养不足,即食物或某种营养素摄入不足或营养素吸收和利用障碍导致的一种机体状态。现在,广义的营养不良包括营养缺乏和营养过剩,是指由于一种或一种以上营养素的缺乏或过剩所造成的机体健康异常或疾病状态。2014 年通过的《营养问题罗马宣言》明确指出 5 种营养不良的形式,分别是发育迟缓、消瘦、微量元素缺乏、超重和肥胖。在不同人群中,营养不良对儿童的影响最为严重,不仅影响其体格发育,还增加其患病风险。2013 年世界卫生组织报告,全世界死于营养缺乏的 5 岁以下儿童占所有死亡儿童的 45%,营养缺乏是全世界 5 岁以下儿童死亡的最主要原因;2015 年,全球约有 4200 万 5 岁以下儿童超重,约 1.077 亿儿童为肥胖;原发性营养缺乏病[①]的流行与分布资料显示,2016 年全球有 1.55 亿 5 岁以下儿童发育迟缓;2016 年世界各地约 5 200 万 5 岁以下儿童身体消瘦;由于维生素和矿物质的缺乏,约有 20 亿儿童和成人遭受微量元素缺乏或"隐性饥饿"[②]的困扰。

为了指导照护人员更好地防治婴幼儿营养不良,本章将介绍婴幼儿常见营养不良的表现、原因及防治措施等内容。

第一节　蛋白质-能量营养不良

蛋白质-能量营养不良指由于食物中蛋白质和(或)能量摄入不足或由疾病等因素引起的营养不良,是宏量营养素缺乏的主要表现,也是临床上最常见的营养不良情况。如果长期蛋白质摄入不足,或久患腹泻时,极易出现轻度、中度甚至重度营养不良,严重时可危及生命。儿童是蛋白质—能量营养不良的易感人群,这是由于儿童体重低、蛋白质储备少,又处于生长发育的快速阶段。2000 年联合国粮食及农业组织报道,蛋白质—能量营养不良导致 600 万 5 岁以下儿童死亡。此外,据世界卫生组织估计,目前全球大约有 500 万儿童患有蛋白质—能量营养不良。因此,蛋白质—能量营养不良不仅是影响婴幼儿正常体格发育和导致死亡的严重疾病之一,也是全球性重大公共卫生问题之一。

一、表现

按照体型分类,蛋白质—能量营养不良有两种表现形式——消瘦型和水肿型。

---

① 原发性营养缺乏病:指由于客观原因所引起的食物或营养素摄入不足,使机体得不到正常的营养,特别是蛋白质摄入不足所引起的营养不良。

② 隐性饥饿:不是主观饥饿感,而是机体隐蔽性营养需求的饥饿症状。

（1）消瘦型

一般见于 2 岁以下婴幼儿，主要以能量缺乏为主，而蛋白质摄入基本满足。由于能量不足，机体会将脂肪、蛋白质分解供能，造成机体极度消瘦。同时蛋白质分解所产生的氨基酸可用于血浆蛋白质的合成，所以血浆蛋白质不下降，不会出现水肿，而是以消瘦为主要特征。该类型病情发展缓慢，表现为：

-体重下降明显，不足同龄婴幼儿体重的 60%；

-肌肉和脂肪消耗严重，瘦小，体弱无力，皮肤松弛、干燥、弹性差；

-毛发稀疏、细黄、干枯，脱发；

-食欲降低，易焦虑，表情淡漠等。

（2）水肿型

常见于 3 岁及以上儿童，主要以蛋白质缺乏为主，而能量摄入基本满足，所以血浆蛋白质下降，以水肿为主要特征。该类型病情发展迅速，表现为：

-体重下降不明显，是同龄儿童平均体重的 60—80%；

-身高可能正常也可能不正常；

-消耗部分肌肉，保留部分体内脂肪；

-皮肤受损，表现为易剥落的漆皮状皮肤病，指甲脆弱、有横沟，毛发干、脆、易脱落、颜色改变；

-没有食欲，易焦虑、激惹①，易悲伤，表情淡漠；

-常伴发脂肪肝等。

二、影响

在我国农村地区，轻度蛋白质—能量营养不良较为常见，主要会导致儿童低体重、生长迟缓和消瘦，这也是营养不足对 0—5 岁儿童的主要影响。该时期营养不足对儿童健康的影响严重而深远，不仅会损害生长发育状况，还会影响成年后的健康状况，对劳动力、智力、某些疾病的发生等都会造成一定影响。

那么，如何评判 0—5 岁儿童的低体重、生长迟缓以及消瘦呢？我们经常采用世界卫生组织推荐的 Z 评分，其概念及其含义详见第四章第一节，具体操作方法详见配套用书第四章。

---

① 激惹：指一种反应过度的状态，包括烦恼、急躁或愤怒。

三、评估方法

儿童体重、身高(长)可反映蛋白质营养状况。体重可以反映婴幼儿近期的蛋白质营养状况,身高(长)可以反映婴幼儿长期的蛋白质营养状况。

1. 体重。蛋白质—能量营养不良症会影响儿童的生长发育,导致体重减轻。Gomez 等曾提示:Ⅰ度营养不良的体重是标准体重的 75—90%,Ⅱ度营养不良为标准体重的 60—75%,Ⅲ度营养不良小于标准体重的 60%。该方法具有临床诊断意义。

2. 身高(长)。儿童时期身高呈直线上升,蛋白质—能量营养不良症者上升连续减慢,一般与本地区同年龄同性别群体的平均身高(长)比较为中下或下,才具有临床诊断价值。"中下"即身高(长)在 $X-2S$ 至 $X-S$ 之间,"下"指身高(长)在 $X-2S$ 以下。其中,X 为参考人群身高(长)的平均数值,S 为参考人群身高(长)的标准差。但要注意综合分析,因为身高(长)正常也可以发生蛋白质—能量营养不良症,反之矮小者也并非都是营养不良。

3. 我们也可以通过绘制儿童生长曲线图来评价婴幼儿的蛋白质营养状况。生长曲线偏离正常轨道,年龄别体重或身高(长)别体重的生长曲线下降两个主要百分位数区间(P_{95}、P_{90}、P_{75}、P_{50}、P_{25}、P_{10} 和 P_5),即可评估为营养不良。

四、原因

引起婴幼儿蛋白质—能量营养不良的原因一般有以下几种:

1. 喂养不当。如婴儿期乳类摄入不足,或幼儿期蛋白质和相关微量营养素摄入不足、摄入过多精致碳水化合物,而 6 个月未及时合理添加辅食,是农村地区最为常见的喂养不当。

2. 低出生体重和早产。出生体重不足 2 500 克或者出生胎龄小于 37 周的婴幼儿容易出现蛋白质—能量营养不良。

3. 先天异常。先天患有 21-三体综合征、脑瘫、孤独症等的婴幼儿容易出现蛋白质—能量营养不良。

4. 疾病或消化吸收不良引起。婴幼儿神经性厌食或由于其他疾病引起的长期呕吐、腹泻以及消化吸收障碍等。

5. 贫困。由于饥荒、战争或经济落后造成食物匮乏或食物摄入不平衡,该情况在中东地区或非洲较为常见。

6. 特殊信仰。少数家长因特殊健康信仰而限制婴幼儿的饮食种类,或因当地存在特殊喂养习俗,从而导致婴幼儿出现蛋白质—能量营养不良。

五、防治措施

由于经济落后和营养知识匮乏是造成婴幼儿蛋白质—能量营养不良的主要原因,所以预防婴幼儿蛋白质—能量营养不良,主要从家长抓起。对于某一地区群体儿童营养不良,要加强营养宣传教育;对于个体的营养不良,应在治疗疾病的基础上配合营养支持。具体措施如下:

1. 科学合理地喂养。提倡纯母乳喂养,对于满 6 月龄的孩子,提高辅食添加及时率和合理性(包括种类、比例、喂养频次的合理性)。

2. 增加能量和蛋白质摄入。为增加婴幼儿对能量的摄入,可适量增加油脂类食物摄入量,比如适当喂食一点肥肉以及在辅食中添加食用油;尤其要注意增加对优质蛋白的摄入量,如奶类、肉类、蛋类和豆制品等,同时应培养婴幼儿良好的饮食习惯,以保证长期的营养摄入。

3. 增加微量营养素摄入。对营养缺乏高危地区的孕妇,要注意叶酸、铁等营养强化的补充;对于婴幼儿,要注意铁、锌、碘、维生素 A 等营养强化的补充,尤其当婴幼儿腹泻时或腹泻后,要及时补充锌。

第二节　微量营养素营养缺乏

微量营养素缺乏对所有年龄的人群都会产生影响,但婴幼儿、育龄妇女是微量营养素缺乏的高危人群。相对于成人,处在生长发育阶段的婴幼儿群体生长发育迅速,食物供给需求具有特殊性,所以对于微量营养素的缺乏更为敏感。许多研究表明,多种微量营养素中,碘、铁、维生素 A 和锌的缺乏尤其会严重影响婴幼儿的健康。除临床症状外,微量营养素营养不良还会影响人体的生理代谢,降低机体对疾病的抵抗力,导致新陈代谢紊乱,影响身心健康。比如人体缺乏铁时,除了表现出贫血等临床症状,还会引起心理活动和智力发育的损害以及行为改变。

《2019 年世界儿童状况》指出,全球有 3.4 亿 5 岁以下儿童(即每两名儿童中就有一人)缺乏必需的维生素和矿物质。微量营养素营养不良已成为重要的公共卫生问题。目前对于改善婴幼儿微量营养素缺乏的主要措施包括食物多样化、食物强化和应用营养素补充剂等。

一般情况下,人体不会出现微量营养素过量风险,所以本节将只介绍常见微量营养素缺乏的表现、原因以及预防指南。

一、维生素 A 的缺乏

(一) 表现

维生素 A 缺乏多发于 6 岁以下儿童,1—4 岁为高发人群。婴幼儿缺乏维生素 A 常表现为:

-生长发育迟缓。

-对眼部影响较为明显,最早的症状为暗适应能力下降,即在黑夜或者暗光下看不清物体,暗适应时间延长,严重者继而发展为夜盲症。

-干眼病,这是缺乏维生素 A 最明显的症状,表现为眼部干燥、怕光、流泪、发炎、疼痛,甚至发展为失明。

-眼睛干燥,经常眨眼,继而可发展为毕脱氏斑,其常出现于结膜颞侧的 1/4 处,是脱落细胞的白色泡沫状聚积物,为正常结膜上皮细胞和杯状细胞被角化细胞取代的结果。

-皮肤干燥,毛囊角化过度,发生毛囊性丘疹。

-毛发干燥,缺少光泽,易脱落。

-指甲脆弱,有横沟或点状凹陷。

-食欲降低,免疫功能受损,易感染疾病。

(二) 原因

婴幼儿缺乏维生素 A 的原因主要有以下几种:

1. 摄入不足。新生儿体内维生素储存量低,但母乳中富含维生素 A,故 6 月龄以下纯母乳喂养的婴儿一般不会发生维生素 A 缺乏病。6 月龄以上婴幼儿的辅食若长期以淀粉类等素食为主,或未及时添加辅食,易引起维生素 A 的缺乏。早产儿体内维生素 A 储存量更低,且生长发育速度快,若喂养不当更易造成维生素 A 缺乏。

2. 疾病引起。一些感染性疾病,如小儿麻疹、肺炎等疾病,由于高热可使肝脏内储存的维生素 A 分解加速;某些消化系统疾病,如腹泻等,可影响维生素 A 的吸收。加之疾病状态下食欲不振,维生素 A 的摄入量减少,或消化吸收障碍,更易引起维生素 A 缺乏。

(三) 防治措施

1. 增加维生素 A 摄入

-对于 6 个月以内婴儿:可以通过母乳补充维生素 A。

-对于6个月以后婴幼儿:随着维生素A需求量的增加,应及时添加富含维生素A的辅食,以避免维生素A缺乏。

-对于孕妇和乳母:摄入充足的维生素A,可有效避免婴儿缺乏维生素A。

2. 在维生素A缺乏高发地区,推荐给婴儿预防性补充维生素A 1500 IU/d(450 μg/d),或每6个月一次性口服10—20万IU维生素A。

3. 对于一些感染性疾病或消化系统疾病,如肺炎、腹泻等,也要及时补充维生素A。

动物性食品是维生素A的最佳来源,如肝脏、蛋黄、鱼油、奶制品等。深绿色或红黄橙色蔬菜水果等富含维生素A原(类胡萝卜素),在体内可转化为维生素A。如果短时期内得不到明显改善,也可选用维生素A强化食品,如维生素A强化面粉、饼干、奶制品等或口服维生素A补充剂。此外,也要同时适量增加蛋白质和脂肪的摄入,以促进维生素A的吸收。

二、维生素D与钙的缺乏

维生素D和钙的缺乏常是伴随的。婴幼儿生长发育迅速,需要适当补充维生素D和钙。当缺乏二者时,婴幼儿就会出现抽筋、小腿疼痛等症状,严重时可使骨骼弯曲变形,导致佝偻病。维生素D不足是发生佝偻病的主要原因,不过也有维生素D摄入量充足而钙不足的婴儿出现佝偻病的情况。佝偻病主要见于3岁以下婴幼儿,发病率高,是最常见的维生素D缺乏导致的疾病。

(一)佝偻病的表现

维生素D缺乏性佝偻病主要表现为骨骼改变和非特异性的神经精神症状。这是因为,缺乏维生素D时,骨骼不能正常钙化,易引起骨骼变软和弯曲变形,不同时期的表现分别为:

-3个月左右:多从这时候开始发病,出现好哭、睡眠不安、盗汗、易激惹等现象,枕部秃发。

-6月龄以内:以颅骨改变为主,前囟边缘软,颅骨薄,轻按有"乒乓球"样感觉。

-7—8个月:头型变成"方颅",头围也较正常增大。

-1岁以后:突出症状为肋串珠、胸骨和邻近的软骨向前突起,形成"鸡胸样"畸形,或下陷成"漏斗胸",胸廓下缘向外翻起为"肋缘外翻"。

-开始站立与行走后:双下肢负重,两腿会向内或向外弯曲变形,形成"O"型或"X"型腿。

一般情况下,患儿肌肉松弛无力,学会坐、站、走的年龄较晚,易跌跤;平卧时腹部呈现"蛙状腹";表情淡漠,语言能力发展较缓慢,免疫力降低。婴幼儿期的严重佝偻病患者,会残留不同部位、不同程度的骨骼畸形。

(二) 佝偻病发生的原因

佝偻病是最常见的维生素 D 缺乏导致的疾病,引起佝偻病的原因常有以下几种:

1. 日光照射不足。维生素 D 是唯一一种人体无法从天然食物中足量获得的营养素,人体内的维生素 D 约 90% 以上来源于阳光。人体皮肤内的 7-脱氢胆固醇在日光中紫外线的照射下合成内源性维生素 D,因此,日光照射不足或缺少户外活动是维生素 D 缺乏的主要原因。对于处于温带、寒带地区以及在冬季多雨和多雾地区的婴幼儿,在出生几个月之后如不能从乳汁中得到足够的维生素 D,特别是母体内维生素 D 储存量不足,且在冬季母亲和/或婴儿晒太阳少,若不注意维生素 D 的补充,更容易引起缺乏。

2. 膳食组成。我国的膳食组成以植物性食物为主,而植物性食物含钙和维生素 D 较少。同时,植物性食物中的植酸等物质会影响人体对钙的吸收,所以我国居民容易缺乏维生素 D 和钙,尤其是 2 岁以内婴幼儿。这是因为 2 岁以内婴幼儿的生长速度快,对维生素 D 和钙的需要量大,虽然母乳及其他乳类含钙丰富,但也仅含有极少的维生素 D,故要重视 2 岁以内婴幼儿对维生素 D 的摄入情况。

3. 人体钙、磷的比例不适宜。钙、磷的比例可影响人体对钙的吸收,2:1 的钙磷比例最为适宜。

4. 疾病引起。婴幼儿患胃肠道或肝胆疾病时,可影响维生素 D、钙和磷的吸收,从而增加佝偻病的发病风险。

5. 先天因素。母亲孕期维生素 D 不足,可造成婴儿出生时维生素 D 水平低下;早产儿、低出生体重儿体内维生素 D 易储存不足;遗传因素中的基因多态性[①]也与儿童维生素 D 代谢有关。

(三) 防治措施

1. 多晒太阳。多晒太阳是改善维生素 D 营养状况和预防佝偻病的最佳措施。应加强宣传力度,增强家长的意识,增加婴幼儿室内日光浴或室外活动的时间。考虑紫外线对儿童皮肤有损伤,所以目前不建议 6 月龄以下婴儿在阳光下直晒,6 月龄—1 岁以内婴儿每天 30 分钟以上,1 岁以上幼儿每天 1 小时以上,但注意不要暴晒。

2. 多吃含钙丰富的食物。奶和奶制品是钙和磷的最佳来源,且吸收率高。此外,虾皮、海带、芝麻、大豆、坚果、绿色蔬菜等也含钙丰富。

3. 用维生素 D 制剂进行补充

---

① 基因多态性:一般指遗传多态性,其形成机制是基因突变。

-对于孕妇：要注意维生素 D 和钙的补充，尤其是孕中后期，胎儿对维生素 D、钙的需要量增大，此时钙的推荐摄入量为 1 000 mg/天，维生素 D 的推荐摄入量为 10 μg/天。孕妇应注意食用富含这些营养素的食物，并注意多晒太阳，必要时可服用补充剂，可有效避免婴幼儿佝偻病的发生。

-对于婴幼儿：坚持 6 个月以内纯母乳喂养，出生 2—3 天后开始补充维生素 D 制剂[①]，6 月龄内母乳喂养的婴儿，每日补充维生素 D 400 IU(10 μg)/d，奶量保证条件下无需补充钙剂；6 个月后添加辅食注意喂养富含维生素 D、钙和磷的食物，特别对于在婴儿期时有维生素 D 缺乏、皮肤颜色深或紫外线暴露不足、居住环境处于北方高纬度地区冬春季节等高危因素的幼儿，仍需补充维生素 D 400 IU(10 μg)/d，奶量保证条件下无需补充钙剂。

-对于早产/低出生低体重、双胎/多胎婴儿：出生早期应加大维生素 D 补充剂量 800—1 000 IU/d(20—25 μg/d)，3 个月后再调整为补充 400 IU/d(10 μg/d)，注意需在医生指导下补充。

-对于生长快速、长期腹泻的婴幼儿：也应根据情况增加维生素 D 的补充计量。

三、维生素 B 族的缺乏

(一) 维生素 B$_1$ 的缺乏

1. 表现

维生素 B$_1$ 缺乏的初期表现为表情淡漠、疲乏、食欲差、恶心、忧郁、急躁、腿麻木等。婴儿维生素 B$_1$ 缺乏可引起婴儿脚气病，此病多发于 2—5 月龄的婴儿，大多是由于母乳中缺乏维生素 B$_1$ 所致，主要症状是青紫、吮吸无力、嗜睡等。症状程度和性质与缺乏程度、急慢有关。有报道称，维生素 B$_1$ 缺乏的婴儿和儿童伴随有多种维生素缺乏。

2. 原因

婴幼儿维生素 B$_1$ 缺乏的原因主要有：

(1) 孕妇和乳母缺乏维生素 B$_1$。妊娠期、哺乳期间妇女的维生素 B$_1$ 需要量增加，若不注意增加摄入量，会导致婴幼儿维生素 B$_1$ 缺乏。

(2) 辅食添加不合理。婴幼儿喂养时若长期给予加工精细的米面，而富含维生素 B$_1$ 的辅食食用较少，则易造成维生素 B$_1$ 缺乏。

(3) 婴幼儿患某些疾病，如长期慢性腹泻和肝肾疾病等，可导致机体的吸收或利用障碍，从而导致维生素 B$_1$ 缺乏。

---

① 常用的维生素 D 补充剂为维生素 D$_3$ 滴剂。

3. 防治措施

（1）孕妇和乳母要注意摄入富含维生素 B_1 的食物，如杂粮、豆类、干果、动物内脏（肝、心及肾）、瘦肉、蛋类等，以免影响胎儿或造成母乳中维生素 B_1 缺乏。

（2）喂养婴幼儿时要注意食物多样化，不要常吃过于精细的米面，煮饭时不要丢弃米汤，喂养时注意增加富含维生素 B_1 的食物，缺乏时可食用经维生素 B_1 强化的面粉，来帮助提高维生素 B_1 的营养状况。

（3）在治疗婴幼儿脚气病时，在医生指导下可对患儿一次注射大剂量的维生素 B_1。同时，乳母也需补充维生素 B_1 营养素补充剂。

（二）其他维生素 B 族的缺乏

维生素 B_2 缺乏主要会导致婴幼儿患口角炎、唇炎、舌炎等；维生素 B_3 缺乏可导致癞皮病，其典型症状是皮炎、腹泻和痴呆，称"3D"症状；维生素 B_6 缺乏会导致脂溢性皮炎、小细胞性贫血、婴幼儿惊厥和抑郁等；叶酸（维生素 B_9）和 B_{12} 缺乏均可导致巨幼红细胞贫血、高同型半胱氨酸血症和胎儿神经管畸形等。婴幼儿的主要食物来源肉禽蛋奶类均富含维生素 B_2、B_6 和 B_{12}，一般情况下不易发生缺乏，但仍要注意合理喂养。

四、维生素 C 的缺乏

（一）表现

维生素 C 又称抗坏血酸，顾名思义，维生素 C 缺乏症又叫坏血病。坏血病的典型症状是牙龈肿胀出血、牙床溃烂、牙齿松动，毛细血管脆性增加。患儿发病早期表现为倦怠、疲乏、急躁、食欲减退、消化不良、生长迟缓等。严重时可导致皮下、肌肉组织等多处出血，甚至形成肿块或瘀斑，造成贫血。

（二）原因

维生素 C 广泛存在于新鲜蔬菜和水果中，一般不易造成缺乏。当婴幼儿辅食中明显缺乏蔬菜和水果时，可造成维生素 C 缺乏。

（三）预防措施

每天食用新鲜的蔬菜和水果。富含维生素 C 的食物有：
-蔬菜：辣椒、苋菜、西红柿、油菜、菜花、卷心菜和芥菜等。
-水果：刺梨、沙棘、猕猴桃、酸枣、樱桃、石榴、柑橘、柠檬、柚子和草莓等。

需注意,烹调蔬菜时,应先洗后切。且烹调时间不宜太长,以免造成维生素C的损失。

五、铁的缺乏

辅食期一旦不能及时摄入足够的铁,婴幼儿极易发生缺铁性贫血。严重铁缺乏所导致的缺铁性贫血是造成早产和新生儿死亡的重要疾病因素。即使是不伴贫血的轻微铁缺乏也可对儿童的认知、学习能力和行为发育等造成不可逆的损害。因此,缺铁性贫血被世界卫生组织确定为世界性营养缺乏病之一,亦是我国主要公共卫生问题。

(一) 表现

铁缺乏没有特异的临床表现,很多患儿都是因其他疾病就诊,检查时发现有贫血。缺铁性贫血的一般表现为:

-皮肤、黏膜逐渐苍白,以唇、口腔黏膜、睑结膜和甲床较为明显;

-易疲乏、烦躁不安、易怒、注意力不集中、心慌、气短、头晕、眼花、食欲减退;

-部分患儿有异食癖,如嗜泥土、煤炭、石灰、泥墙、生米等;

-可导致智力低下,免疫功能降低,常出现合并感染等。

(二) 原因

婴幼儿铁缺乏的原因主要如下:

1. 体内铁储备不足。胎儿通过胎盘从母体获得铁,足月新生儿体内的铁储备足够其出生后4—6个月的生理需要,但早产儿体重较轻,出生前从母体获得的铁较少,体内铁储备不足,易发生铁缺乏。双胎或多胎、胎儿宫内失血、脐带结扎过早等因素都可使新生儿出生时体内储备铁不足。

2. 膳食铁摄入不足。辅食添加过晚、动物性食物(如瘦肉、肝脏、家禽或鱼等)添加过少等原因会使铁的膳食摄入不足,这是缺铁性贫血的主要原因。6月龄后的婴儿是缺铁性贫血的高危人群,幼儿(1—3岁)和学龄前儿童(3—6岁)也可因为膳食结构不合理、偏食或挑食等不良饮食习惯,导致铁摄入不足,严重时也可发生缺铁性贫血。

3. 膳食铁的吸收利用率较低。1—2岁幼儿摄入的食物主要有奶类、米粥、鸡蛋等,其中只有鸡蛋含铁丰富,但幼儿对其的吸收利用率也不好;有些植物性食物(如蔬菜、谷类、茶叶等)虽然含铁量较高,但受植酸、草酸、膳食纤维等的影响,同样吸收利用率较低,若长期摄入,将导致缺铁性贫血。

4. 疾病引起。各种胃肠道疾病导致的消化不良会导致铁的丢失。而疾病导致的蛋白质—能量营养不良等也常伴发缺铁性贫血。

以上病因可单独存在,也可有两种或两种以上同时存在而导致缺铁。

(三)预治措施

由于铁缺乏和缺铁性贫血对婴幼儿造成的生长发育及长期健康的影响是不可逆的,因此,预防铁的缺乏尤为重要,而增加铁的摄入量和提高铁的生物利用率是最主要的预防措施。

1. 积极预防和纠正孕妇缺铁性贫血。对于贫血率大于或等于40%的地区,WHO给出了预防性补铁标准,见表5-1。对于已经发生铁缺乏和缺铁性贫血的婴幼儿,应及时补充含铁制剂1—3个月,使血红蛋白恢复到正常水平。

表5-1 WHO婴幼儿及育龄期妇女预防性补铁推荐标准(2016)

目标人群	剂量(mg)	频率	剂型	持续时间
6—23月龄	10—12.5	每日	滴状或糖浆铁元素	3个月/年
24—59月龄	30	每日	滴状或糖浆或片状铁元素	3个月/年
育龄期妇女	30—60	每日	片状铁元素	3个月/年

2. 延迟结扎脐带。在新生儿出生时,延迟结扎脐带2—3分钟,可显著增加储存铁,减少婴儿铁缺乏。

3. 增加铁摄入

-科学合理地喂养。提倡纯母乳喂养。母乳中的铁含量和吸收率均高于牛乳,人工喂养的婴儿应采用铁强化配方乳。对6月龄婴儿及时添加富铁食物。建议首选强化铁的辅食或瘦肉、肝脏、动物血等含血红素铁丰富的动物性食品。这些动物性食物是膳食铁的最佳来源。

-可采用辅食营养补充品来补充铁,如家庭辅食制作时添加营养包进行营养强化,每日补充。

-对于幼儿,要注意膳食均衡,纠正偏食、挑食等不良饮食习惯。同时,要注意增加富含维生素C、蛋白质等食物的摄入,以促进铁的吸收。

4. 对于具有铁缺乏高危因素的婴幼儿,可定期检查血红蛋白,预防铁缺乏和缺铁性贫血的发生。

5. 预防各种疾病,减少因胃肠道疾病等导致的铁缺乏和缺铁性贫血。

用于营养素补充剂或辅食强化的铁化合物

可用于营养素补充剂或辅食强化的铁化合物有多种,我国允许在食品中应用的至少有 18 种。不同铁化合物按溶解性可分为三类,这三类的溶解性与生物利用率具有相关性,具体如下:

1) 第一类为水溶性的铁剂。通常有较好的生物利用率,如硫酸亚铁、乳酸亚铁、葡萄糖酸亚铁、乙二胺四乙酸铁钠、甘氨酸亚铁等,报道中吸收利用率较高的为乙二胺四乙酸铁钠;

2) 第二类为难溶于水但易溶于稀酸的铁剂。如富马酸亚铁、琥珀酸亚铁,虽不能溶于水中,但能在胃酸中溶解解离出亚铁离子,通常具有与硫酸亚铁相同的生物利用率;

3) 第三类为不溶于水也难溶于稀酸的铁剂,如焦磷酸铁、还原铁粉等,生物利用率很低。

由于婴幼儿分泌的胃酸较少,所以其对第二类铁剂(需要胃酸溶解)的吸收率可能会受影响。

六、锌的缺乏

对人体来说,锌被认为是相对无毒的微量元素。这是由于锌在正常摄入量和产生有害剂量之间有一个相对较宽的范围,加之人体具有有效的体内平衡机制,因此,一般来说,人体不易发生锌中毒。但轻度和中度缺锌的情况在全球范围内均是普遍的。

由于锌在细胞分化、蛋白质合成及生长发育中起重要作用,几乎参与人体所有代谢过程,因此,婴儿、孕妇和泌乳期的妇女尤其需要摄入充分的锌。

(一) 表现

婴幼儿锌缺乏常表现为生长发育迟缓、皮肤创口愈合不良、腹泻、反复呼吸道或胃肠道感染、食欲不振、味觉功能改变、异食癖、免疫功能减退、对传染病的抵抗力下降等。锌缺乏的幼儿体内的蛋白质合成减少,因此身长明显低于正常幼儿,甚至可导致生长发育停滞、侏儒症等。

（二）原因

锌缺乏可分为先天性和后天性两种，大部分为后天性引起。后天性缺乏主要由膳食因素导致：

1. 婴幼儿快速生长导致对锌吸收增加，而未及时补给。婴幼儿生长快速，对锌的需要量相对较高，而母乳的锌含量不断下降，容易造成4—6月龄婴儿锌缺乏，且乳汁中锌含量与母体锌摄入量并无相关性，所以母亲补锌后效果并不明显。

2. 长期膳食锌摄入不足，如不科学的喂养方式或偏食。

3. 膳食中植酸含量高导致锌吸收不足。以植物性食物为主的地区，膳食中的锌易与植酸结合，造成锌的吸收利用率降低。

4. 疾病引起。肠吸收障碍、肾脏疾病也会导致锌的消耗；肠道寄生虫导致的营养吸收不良；长期、反复罹患腹泻、呼吸道感染，使锌丢失增加而吸收减少，也是造成锌缺乏的重要因素。

（三）防治措施

1. 提倡纯母乳喂养。

2. 对于锌缺乏的婴儿，满6月龄开始添加辅食时，建议首选强化锌的食品。

3. 增加富含锌的膳食的摄入。锌的来源广泛，贝壳类海产品（如牡蛎、扇贝）、红肉及动物内脏等都是锌的极好来源；蛋类、奶酪、虾、豆类、谷类胚芽、燕麦、花生等也是锌的良好来源；蔬菜及水果类中的锌含量一般较低。

4. 可采用辅食营养补充品来补充锌，如家庭辅食制作时添加营养包进行营养强化，每日补充。

5. 腹泻时，在口服补液治疗的同时补充锌剂，6月龄以下元素锌10 mg/d，6月龄以上元素锌20 mg/d，持续10—14 d。

6. 对于有明显锌缺乏的婴幼儿，要在医生的指导下服用锌补充剂。

知识拓展

用于营养素补充剂或辅食强化的锌化合物

可用于营养素补充剂或辅食强化的锌化合物有多种，如硫酸锌、氯化锌、葡萄糖酸锌、氧化锌等。这些物质的溶解性有所差异，人体对溶解性好的物质吸收率也好,不过溶解性好的锌盐,会有令人不愉快或者不舒服的味道。常用的氧化锌难溶于水,但其能在胃酸中溶解,吸收率接近于溶解性好的硫酸锌,加上锌的涩味较弱,所以通常作为食物强化的首选锌强化剂,但对于胃酸分泌低的个体来说,如婴儿,其吸收利用率可能较低。

小贴士

补锌防治腹泻

腹泻是全球 5 岁以下儿童的首要死因。腹泻导致营养不良,抵抗传染病的能力下降,并有损生长发育。严重的腹泻导致体液损失,可能危及生命,特别对于幼儿和已患营养不良或者免疫力受损的人群更是如此。

尽管锌的抗腹泻作用机制尚不完全清楚,但已证实补充锌可以减少腹泻天数和严重程度,也可以预防后续并发症。

世界卫生组织建议,母亲或其他照护者和医护工作者应该连续 10—14 天每天为不足 6 月龄的婴儿提供 10 毫克(mg)的锌剂,为 2 岁—5 岁儿童提供 20 毫克(mg)的锌剂。

七、碘的缺乏

人体内 70—80% 的碘储存在甲状腺组织内,碘是甲状腺的重要组成成分之一。碘缺乏或过量不仅影响甲状腺激素的合成和分泌,且与甲状腺形态及甲状腺疾病密切相关。

(一) 表现

碘缺乏最明显的影响就是地方性甲状腺肿大(俗称"大脖子病")和地方性克汀病。地方性克汀病是指由于胚胎期或出生后早期碘缺乏造成的以精神发育迟滞为主要特征的神经—精神综合征,对儿童有严重的长期不良影响。地方性克汀病分为神经型和粘液性水肿型:

-神经型表现:甲状腺轻度肿大,功能正常或轻度低下,智力呈中度或重度减退,身长(高)可能正常也可能不正常,表情淡漠,聋哑,眼多斜视,多有精神缺陷,痉挛或瘫痪。

-粘液性水肿型表现:甲状腺肿大,功能严重低下,智力轻度低下,明显生长发育落后或侏儒,有典型的克汀病面容,便秘及粘液性水肿突出。

大多数患儿表现为混合型,即以上两种表现均有。

(二) 原因

1. 环境因素。环境缺碘是造成缺碘性甲状腺疾病的主要原因,因此缺碘性甲状腺疾病常呈现地方聚集性。

2. 食物成分。食物中的抗甲状腺因子,如十字花科食物中的萝卜、甘蓝、花菜等含有β-硫代葡萄糖苷,可对碘的吸收利用产生不利影响。

3. 孕妇和乳母缺碘。孕妇和乳母碘缺乏也会对婴幼儿造成一定的影响,胎儿期缺碘可致死胎、早产及先天畸形。

(三) 防治措施

1. 推广加碘食盐是预防地方性碘缺乏病最简单、有效的措施。同时,要食用碘含量丰富的食物,如海带、紫菜、淡菜、海蜇、海鱼、海虾等海产品均为碘的良好来源。

2. 避免食用过多含抗甲状腺因子的食物。

3. 改善孕妇及乳母碘营养状况,综合提高碘营养水平。

八、小结

总之,保证婴幼儿从日常膳食中获得充足的能量、蛋白质以及微量营养素是解决饥饿和营养不良问题的关键所在。我们应通过增加食物多样性和食物强化等具体方法,通过营养教育、公共卫生、食品安全保障以及营养素补充剂等措施来改善婴幼儿营养不良的现状,让婴幼儿生活健康,充满活力。

第三节　超重与肥胖

肥胖是指体内脂肪堆积过多和(或)异常分布,体重增加,是一种多因素的慢性代谢性疾病。与主要由蛋白质—能量营养不良引起的低体重、生长迟缓、消瘦不同,超重与肥胖主要是由营养过剩引起。随着物质生活的不断改善,我国生长迟缓和消瘦率有所降低,但超重和肥胖发生率却呈上升趋势,已成为威胁婴幼儿健康的重要公共卫生问题。

一、肥胖的原因和风险因素

婴幼儿肥胖受遗传、环境、社会经济、文化等因素共同影响,多基因参与并与环境因素相互作用,是大多数婴幼儿肥胖的主要原因。

1. 遗传因素。主要指遗传物质(染色体、DNA)发生改变而导致的肥胖,这种肥胖比较罕见。父母双方超重肥胖或单方超重肥胖都可以通过遗传因素影响子女超重肥胖的发生,使婴幼儿发生超重肥胖的风险明显增高。

2. 环境因素。随着社会经济发达、家庭收入增高,我国膳食结构发生了一些变化,高脂肪、高糖食品摄入过多,以及体力活动减少,视屏时间增加,饮食文化因素等都对婴幼儿超重肥胖有一定的影响。

3. 神经内分泌因素。合理喂养有助于婴幼儿味觉、嗅觉和食物选择行为的发育,而生命早期的不合理喂养方式,如喂食过多、口味等导致的婴幼儿在饮食偏好和饥饱方面的控制失调,已成为婴幼儿肥胖的重要原因。

二、影响

1. 营养相关性疾病。肥胖可引发幼儿出现一系列并发症和相关疾病:

-近期可导致幼儿全血粘度增高,总血胆固醇、低密度脂蛋白胆固醇和载脂蛋白等浓度明显增高,血压明显增高;

-可产生长远危害,被认为是成年期肥胖的危险因素,可诱发糖尿病、高血压等心脑血管疾病;

-肥胖婴幼儿的肺活量和每分钟通气量明显低于正常婴幼儿,提示可能导致混合型肺功能障碍。

-可影响内分泌系统,幼儿肥胖程度越高,越易引发糖尿病。此外,肥胖还可导致婴幼儿免疫功能降低。

2. 对心理行为的不良影响。幼儿超重、肥胖倾向产生抑郁、自卑等心理,出现自我评价低、不合群等现象,这些会直接影响其身心健康发育。

三、评估方法

尽管超重和肥胖有体质指数(BMI)、Z评分、腰围和腰臀比、体脂含量等多种诊断标准,但0—5岁儿童一般采用Z评分来评价,详见本教材第四章第一节。其中,身高(长)别体重(WHZ)是消瘦、超重及肥胖的判定指标。WHO指出,"WHZ<−2"判定为消瘦,"WHZ<

—3"判定为重度消瘦，"WHZ>2"判定为超重，"WHZ>3"判定为肥胖。

四、防治措施

婴幼儿期是建立良好饮食习惯和生活习惯的关键时期，因此生命早期也是预防超重、肥胖的关键期。对超重、肥胖的干预要从加强对父母的健康宣教和合理喂养着手：

1. 孕期合理营养。孕期营养过剩是造成出生巨大儿的一个重要因素，因此应加强孕期营养指导，合理营养、健康饮食和加强身体活动，加强妊娠期保健，管理妊娠期体重，及时诊断和管理妊娠期高血糖和妊娠期高血压。

2. 科学合理地喂养。提倡纯母乳喂养，出生早期纯母乳喂养能有效降低婴幼儿超重和肥胖的风险，尤其对于出生巨大儿。对于早产儿和低体重出生儿，在纯母乳喂养的基础上应给予适当的营养强化，避免因低体重而过度追赶带来的超重和肥胖。婴儿满 6 个月时，合理添加辅食，辅食添加时避免过量添加淀粉类食物，喂食液体时避免添加糖或者喂养含糖液体；注意补充维生素、矿物质等微量营养素，每天保证蔬果类食物的喂养（注意添加深色蔬菜水果，以保证维生素 A 的摄入）；控制总能量的摄入，改变宏量营养素的构成，适当提高蛋白质（尤其是优质蛋白）的摄入比例。

3. 定期做生长监测。体重、身高（长）等指标是反映婴幼儿营养状况的"金标准"，通过定期监测婴幼儿体重、身高（长）等指标，可及时发现超重，从而进行个性化喂养，管理婴幼儿体重。

4. 饮食行为干预。父母要循序教导婴幼儿调节饮食，避免婴幼儿过量饮食。

5. 运动干预。注意增加身体活动，也有助于预防婴幼儿的超重和肥胖。

╔═ 参考文献 ═╗

［1］李辉,季成叶,宗心南,等. 中国 0—18 岁儿童、青少年身高、体重的标准化生长曲线［J］. 中华儿科杂志,2009,47(7)：487－492.

［2］联合国儿童基金会. 2019 年世界儿童状况：儿童、食物与营养［R/OL］.［2019－10－15］. https://www. unicef. cn/research-and-reports.

［3］世界卫生组织. 补锌防治腹泻［EB/OL］.［2020－10－15］. https://www. who. int/elena/titles/zinc_diarrhoea/zh/.

［4］孙长灏. 营养与食品卫生学［M］. 8 版. 北京：人民卫生出版社,2017.

［5］杨月欣，葛可佑. 中国营养科学全书[M]. 2 版. 北京：人民卫生出版社，2019.

［6］曾果. 公共营养学[M]. 北京：科学出版社，2020.

［7］中国营养学会. 中国居民膳食营养素参考摄入量[M]. 北京：科学出版社，2014.

［8］Gomez F，Galvan RR，Cravioto J，Frenk S. Malnutrition in Infancy and Childhood，With Special Reference to Kwashiorkor [J]. *Adv Pediatr*，1955 (7)：131 - 169.

［9］UNICEF. *Tracking Progress on Child and Maternal Nutrition* [R/OL]. [2020 - 10 - 17]. http://www. unicef. org/publications.

［10］WHO. *Child Growth Standards* [EB/OL]. [2020 - 10 - 17]. http://www. who. int/child-growth-standards.

第六章

食品安全与家庭
厨房卫生要求

学习目标

1. 了解市场上婴幼儿专用食品。

2. 初步了解食品安全的风险来源。

3. 掌握家庭厨房卫生要点。

思维导图

第六章 食品安全与家庭厨房卫生要求	第一节 食品安全危害来源与预防	一、物理性危害 二、化学性危害 三、生物性危害
	第二节 家庭厨房食品卫生要点	一、食品准备阶段 二、食品烹调 三、剩菜处理 四、冰箱存放
	第三节 婴幼儿商业化专用食品	一、婴幼儿配方食品 二、婴幼儿辅助食品 三、辅食营养补充品

　　婴幼儿相关的食品,除母乳外,有商业化的专用食品,也有家庭制作的辅助食品。商业化的专用食品主要是婴幼儿配方食品、辅助食品和辅食营养补充品。我国对于这些食品均有严格的生产准入审查,企业必须按要求建立食品安全与质量的管控体系。此外,对于6月龄后婴幼儿,在继续母乳的同时,需要添加辅助食品,而辅助食品更多的是家庭制作,所以这就涉及食品安全与家庭食品卫生问题了。因此,本章主要介绍市场上销售的婴幼儿相关专用食品的种类与特点,以及食品安全相关知识,帮助婴幼儿照养人在喂养时正确选择婴幼儿食品和保障家庭辅食制作的安全卫生,保护婴幼儿健康。

第一节　食品安全危害来源与预防

食物的原料以及食物在生产、烹调或储存等过程中难免会含有一些影响人体健康的不利因素。当这些不利因素成为有害因素时，则具有危害人体健康的风险。

来自食品的危害分为三类，分别为物理性危害、化学性危害、生物性危害。婴幼儿辅食危害风险同样来自这三类，但由于婴幼儿的消化道及抗危害能力方面比较脆弱，一旦伤害，则会造成相比于其他人群更严重的后果，因此下文将对这三类危害的主要来源、危害及预防措施进行介绍，希望广大群众对食品安全的危害来源和预防有所了解。

一、物理性危害

物理性危害通常指不正常外来物（包括放射性物质）进入食品，当食用时可能引起窒息、伤害或其他有害健康的问题。如果玻璃、金属、木屑、硬塑料、沙子等异物混入食物，由于其坚硬或锋利的特点，可能会对牙齿和人体消化道带来伤害。放射性物质主要来源于食品吸附、吸收的外来放射性核素（如氡、铀、镭等）。对于婴幼儿人群，整粒花生和果冻也可能带来伤害，误吸后容易导致窒息。

食品企业通常以良好的生产规范为基础，采用在线过筛过滤、金属探测、X光探测等装置，在工厂对原料、生产环节中可能引入的异物进行严格控制，并在储存与运输等环节对产品进行防护，防止异物进入食品。

但家庭进行食物烹调加工时，只能通过肉眼发现并手动挑拣，不能像食品工厂生产线那样可以多个方法多道工序组合防范，及时剔除。家庭辅食在制作时的物理性危害主要来自新鲜食材的沙子、瓷碗和玻璃器皿破碎后的碎屑、金属清洁球脱落的金属屑、木制炊具品掉落的木刺、混入鱼肉的鱼刺等。一旦这类异物混入辅食，会给婴幼儿带来伤害风险。因此，家庭应做好物理性危害的防范工作：

　　-蔬菜、蘑菇等原材料要认真清洗，彻底清除泥砂；

　　-减少使用易脱落金属物的厨具；

　　-在使用金属清洁球时，需警惕金属断丝进入食品中；

　　-鱼肉食品要充分检查无刺后再喂食；

　　-避免给婴幼儿提供整粒花生和果冻。

二、化学性危害

化学性危害指有毒的化学物质污染食品后给人体带来的危害。通常可以分为：

-农业化学物质：如农药、兽药、抗生素、激素等；

-工厂化学物质：润滑油、洗涤剂、消毒剂、工厂内部使用的其他化学品等；

-天然毒素：动植物中存在的毒素以及微生物代谢物，如贝类毒素、霉菌毒素；

-食品中的化学物质：如未合规使用的防腐剂、色素、抗氧化剂等食品添加剂；

-包装材料中的有毒有害物质；

-食物过敏源。

这类化学物质的污染通常无法通过肉眼鉴别，食品企业通过建立原材料验收制度、化学品（润滑油、鼠虫害控制用农药、检测用试剂、清洗剂、食品添加剂等）管理制度以及设备清洁等制度，同时也通过相应的测试方法，对化学性危害加以识别与系统控制，确保食品添加剂的正确使用，并防止非食用化学品的误用和污染。

家庭食物中毒，相当部分由食用含天然毒素的动植物引起。许多动植物含有天然毒素，自然界动植物为保护物种自身，往往会产生一些有毒成分以避免被吃掉。常见含天然毒素的动植物有：

-植物：如四季豆、鲜黄花菜、发芽马铃薯、毒蘑菇、含氰甙类的杏仁等；

-动物：如河豚鱼、有毒贝类、热带鱼等。

家庭在制作辅食时，预防化学性危害的方法主要有：

1. 采购有品牌的食品及食材。无论是新鲜肉类食品还是普通食品，品牌食品的抗生素、激素残留以及食品添加剂的使用通常有很好的控制规范。

2. 注意新鲜肉类的表皮干燥有光泽，肉质紧密有弹性，指压后可以迅速恢复原状。

3. 在挑蔬菜时，尽可能选虫眼少的。虫眼多说明蔬菜遭虫害多，可能经常打农药也难以控制，另外有些害虫会对农药产生耐药性，无法彻底清除。

4. 清洗要干净。蔬菜种植过程中因经常使用农药，会有一定量的农药残留，但大多农药遇水分解成无毒无害物，因此清洗时应让蔬菜所有表面与水充分接触。但不建议长时间浸泡后洗涤，避免清洗下来的残留农药或其降解产物重新吸收进入蔬菜中。有研究认为，家庭可采用淘米水清洗蔬菜，浸泡5—10分钟去除农药效果最好；对于像黄瓜一样带有果皮的果蔬，在不影响口味的情况下，建议最好通过去皮的方式来去除其农药残留。

5. 加热要彻底。许多动植物含有一些能破坏或阻碍营养物质在人体消化利用的抗营养因子。如大豆中的胰蛋白酶抑制剂，它是一种蛋白质，在彻底煮熟后基本灭活，否则会引起腹胀、腹泻、呕吐等症状。同样可以通过加热使毒素灭活的有四季豆,其含红细胞凝集素、皂素,若加热不充分,可出现恶心、呕吐、腹痛、腹泻、排无脓血的水样便等胃肠道不适症状。还有些动植物中含有毒性物质,一些毒素即使加热也不能被破坏,如发芽马铃薯含有的龙葵碱,是一种生物碱,其可导致胃肠道及中枢神经的损害,出现呼吸困难,甚至可引起脑水肿等;还有一些须用开水焯一下再吃,如新鲜黄花菜,含水溶性秋水仙碱,开水焯后可去除大部分,如果不用开水焯,在体内氧化后会产生二秋水仙碱,量大时可引起腹痛、腹泻、呕吐等中毒症状。

6. 避免非食品级塑料制品直接接触食品。塑料制品通常由高分子材料如聚乙烯、聚氯乙烯、聚丙烯、聚苯乙烯等的一种和多种,通过添加增塑剂(如邻苯二甲酸酯类等塑化剂),经高温融化挤压成型制得。用于食品包装并直接接触食品的塑料制品,对其材质有特别的要求,不能使用聚氯乙烯,限量使用邻苯二甲酸酯类等塑化剂,并对所使用的添加剂的迁移量有严格限制,以防食品直接接触塑料后,过多的化学品从塑料袋表面析出而迁移进入食品中,对人体造成危害。可以用于直接接触食品的塑料制品如塑料袋,其产品标签上必须要注明"食品接触用"或"食品包装用"等类似用语,所以在选购食品用塑料袋时,要通过标签正确选择。家庭在存放剩菜剩饭时,应杜绝使用非直接接触食品的塑料制品,特别是带颜色的塑料袋。

7. 了解食物常见过敏源。我国预包装食品标签标识的相关要求中说到,当预包装食品含以下食品及其制品,或加工过程中带入,可能导致过敏反应,宜在配料表中或邻近位置加以提示,包括以下 8 大类:

(1) 含有麸质的谷物及其制品(如小麦、黑麦、大麦、燕麦);

(2) 甲壳纲类动物及其制品(如虾、龙虾、蟹等);

(3) 鱼类及其制品;

(4) 蛋类及其制品;

(5) 花生及其制品;

(6) 大豆及其制品;

(7) 乳及乳制品(包括乳糖);

(8) 坚果及其果仁类制品。

90%以上的过敏反应是由这 8 类食物引起,所有的食物过敏源都是蛋白质;引起过敏的蛋白质通常能耐受烹调的高温,还能抵抗人体肠道消化酶的作用,所以对于食物过敏的儿童和成年人患者,最好的预防措施是避免接触过敏食物。

非食品级塑料制品为什么会存在食品安全问题呢?

塑料袋、塑料瓶、玻璃瓶、金属罐、纸盒、瓷器等食品包装的食品安全风险主要来自可能会从材料中迁移到食品中的低分子化合物、包装材质本身以及包装辅助材料(如涂料、粘合剂、印刷油墨等物质)。迁移到食品中的低分子物质有金属制品中的铅、铬等重金属,纸制品中的荧光增白剂,塑料材质中未参与聚合的游离单体、聚合不充分的化合物、分解后的低分子成分等,密胺餐具中的三聚氰胺,保鲜膜中的邻苯二甲酸酯类塑化剂等,在不当使用或储存食物过程中,这些物质的迁移量超过人体可接受的水平时,就有可能对人体产生危害。

例如食醋,其含有的醋酸具有一定的腐蚀作用,所以不宜使用金属或塑料容器存放,以防金属或塑料中小分子物质的溶出。

三、生物性危害

生物性危害是指微生物本身及其新陈代谢产物(如毒素)对食品原料、加工过程产品和终产品的污染,进而给消费者带来的伤害。常见污染有细菌、病毒、真菌和昆虫。有80%以上的食物中毒来自细菌病原体和病毒。它们给消费者带来的伤害主要如下:

-食物细菌污染容易造成食品腐败变质、诱发细菌性食物中毒和传染病等。

-病毒污染可引起病毒性传染病。

-真菌污染所产生的毒素可导致人类中毒,有些毒素还具有致癌、致畸和致突变的作用。

-寄生虫将宿主作为食物源以及生长发育和繁殖的场所,造成宿主营养不良,危害其机体健康,甚至可致其死亡。

对于1岁以下婴儿,世界卫生组织明确不推荐其食用蜂蜜,主要原因是蜜蜂很容易在大自然沾染到肉毒杆菌而带回巢中污染蜂蜜,部分蜂蜜中也检出肉毒杆菌芽孢。由于肉毒杆菌喜欢低酸性环境,而1岁以下婴儿胃酸不足、肠道菌群未健全,所以肉毒杆菌芽孢容易在婴儿的肠道中重新生长,其代谢产生致命的具神经毒性的肉毒杆菌毒素会危害婴儿健康,甚至导致其死亡。

生物性危害导致的食品安全事件最为常发,也是食品安全风险控制的重点。

食品生产环节,食品企业以良好生产规范为基础,通过鼠虫害控制、原材料采购控制、水的安全、生产工艺及参数控制、生产线设备管道清洁控制、贮运温度控制等措施,对食品进行防护。

食物在家庭消费环节,其生物性危害主要来源有:污染的原料、加热不充分或不均匀、存放温度不当、交叉感染等。家庭辅食在预防方面,要做到:

-购买新鲜食品、认真清洗、生熟分开、食用前加热彻底、注意食品存放卫生;

-不购买未经检疫或疫区的肉类食品;

-不购买和食用霉变粮食;

-减少木制厨具的使用,或清洗后要保持干燥,避免滋生的霉菌及其带来的毒素进入食物中。

另外,微生物生长繁殖必须有其适宜的温度范围,根据生长所需的最适宜温度范围不同,可分为低温菌、中温菌和高温菌三类。大多数微生物属于中温菌。消费者在日常生活中可以根据这三种菌的特点来避免食品安全问题:

-微生物对高温的耐受性差,高温往往引起蛋白质的凝固、变性,最终导致微生物死亡,故可用加热进行消毒或灭菌。

- 60℃以上时细菌生长繁殖速度减慢或停止,70℃以上烹调可保证安全食用,但必须保证大块食物内外都达到这个温度以上。

-低温主要是抑制细菌生长,冷藏或冷冻食品通常不能杀死细菌,但能限制其繁殖,多数细菌在5℃以下时,生理活动下降,生长缓慢、停滞或处于休眠状态,但仍能存活,一旦遇到合适的环境就可以生长繁殖。另有少数微生物能在一定的低温范围内缓慢生长,因此不能过分相信冰箱而使食品在冰箱中的存放时间过长。

知识拓展

霉烂了的水果还能吃吗?

在我们日常生活中,经常会遇到家里的水果烂了一点点,对于是扔还是去掉坏的部分再吃很是纠结。实际上,水果霉烂后,最常见的毒素是展青霉素,会从霉变点逐渐渗透到水果内部。展青霉素具有强烈的神经毒性、致畸致癌,也会引起胃肠道功能紊乱等。因此,遇到已开始出现霉烂的水果,哪怕是一点点,也不建议再食用。

第二节　家庭厨房食品卫生要点

　　家庭厨房环境卫生和食品卫生不良,容易引发食源性疾病,特别是腹泻。腹泻是婴幼儿常发疾病和死亡的主要原因,通常由许多病毒、细菌等病原体通过水或食物进入人体而导致食物中毒,其发病与居住环境卫生状况和家庭卫生习惯有关,比如家庭垃圾处理、生活污水排放、厕所卫生程度情况,以及厨房蟑螂老鼠活动、家庭饮水习惯、食物存放等。因此,做好厨房卫生,正确处置家庭食物对于家庭食源性疾病的发生有很好的预防作用。

　　食源性疾病发生于"农田到餐桌"各个环节,家庭食物消费作为其中的最后一环,包括购买、运输、储存、解冻、准备、烹调和剩菜处理等步骤(见图 6-1),主要依靠消费者自身防范。研究认为,在这些步骤中,容易引发食品安全风险的关键环节为:

　　-交叉污染。家庭食品的交叉污染,是由于人、生鲜食品、即食食品、容器和厨具,因接触而发生污染。在一定条件下,有害微生物在污染后的食品中大量繁殖,人食用后可能造成食物中毒或其他食源性疾病的发生。

　　-剩菜处理不当。剩菜处理不当,主要是指当存放环境、温度和时间适宜时,可造成有害微生物大量滋生繁殖,从而引起食物中毒。

　　-不良卫生习惯。例如饭前便后不洗手。

　　世界卫生组织在 2007 年出版的《食品安全五大要点》,对食品安全卫生操作方面进行了

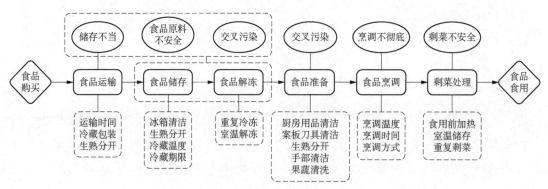

图 6-1　引发食源性疾病的家庭食品处理风险行为[1]

---

[1] 该图来自:陆姣,王晓莉,吴林海,山丽杰. 家庭食品处理风险行为特征与食源性疾病间相关性研究[J]. 中国人口·资源与环境,2017,27(08):98—105.

总结,共五个要点,即使用安全的水和食物原料、保持清洁、生熟分开、做熟,该内容适合于家庭应用。结合这些食品安全要点与我们日常厨房中的卫生要求,家庭食物食品处理各环节要点如下:

一、食品准备阶段

(一) 用安全的水和食物原料

-使用安全的水或对水进行处理以保证安全。

-挑选新鲜和有益健康的食物。

-选择经过安全加工的食品,例如经过低热消毒的牛奶。

-水果和蔬菜要洗干净,尤其在生食时更要注意。

-不吃超过保存期的食物。

(二) 保持清洁

-操作食物之前要洗手,准备食品期间还要经常洗手。

-便后洗手。

-厨具清洁,清洗后要保持干燥。

-切熟食前案板的清洗。

-不使用开裂的案板。

-灶台抹布及时清洗和晾干。

-生食熟食的厨具应分开使用。

-避免昆虫、鼠及其他动物进入厨房和接触食物。

(三) 生熟分开

-将生的肉、禽和海产食品与其他食物分开。

-处理生的食物要有专用的设备和用具,例如专用的刀具和切肉板。

-使用器皿储存食物,避免生熟食物互相接触。

二、食品烹调

-食物要彻底烹熟,尤其是肉、禽、蛋和海产食品。70℃以上烹调可保证安全食用,但必须保证大块食物内外都达到这个温度以上。

-对于有毒或含抗营养因子植物,如四季豆、大豆、黄豆芽需彻底烹熟,鲜黄花菜需开水焯后方可食用。

-汤、煲等食物要煮开以确保达到70℃。肉类和禽类的汁水要变清,而不能是淡红色的。最好使用温度计。

-熟食再次加热要彻底,在食用前应保持温度60℃以上。

三、剩菜处理

-应及时冷却并存放于冰箱。食用不完的饭菜,在室温下不得存放2小时以上,应加盖放置于冰箱中。

-尽可能加盖、密封存放冰箱,预防交叉污染。

-不要反复加热剩饭剩菜。

-剩菜要热透,中心温度70℃以上。

-凉拌蔬菜不过夜。

-所有熟食和易腐烂的食物应及时冷藏(最好在5℃以下)。

-熟食在食用前应保持温度(60℃以上)。

四、冰箱存放

-冰箱不易太满。

-生熟分层存放。

-熟食密封或加盖。

-减少使用非食品级塑料制品直接接触食品,预防塑化剂的迁移。

-经常检查清理冰箱中过期食物。

-按一次量冷冻,避免反复化冻和冷冻;冷冻食物不要在室温下化冻,冷冻食物解冻的最好方法是微波炉解冻、冰箱冷藏室解冻以及清洁流动水解冻。

-冰箱中不能过久储存食物。

小贴士

看懂标签、选对食品

食品标签信息非常丰富,通常让人眼花缭乱,但只要抓住标签中配料表和营养成分表中的关键信息,就能选好、选对食品。

我们首先来了解什么是配料表和营养成分表。

表6-1　某品牌配制型含乳饮料和鲜牛奶标签

某品牌配制型含乳饮料

【配料表】水、复原牛乳(水、全脂乳粉)、白砂糖、果葡糖浆、食品添加剂(羧甲基纤维素钠、柠檬酸、乳酸、柠檬酸钠、三聚磷酸钠、瓜尔胶、阿斯巴甜、安赛蜜、黄原胶、乳酸链球菌素)、浓缩苹果汁、食用香精、牛磺酸、葡萄糖酸锌、维生素E、烟酰胺。

【营养成分表】

项目	每100 ml	NRV%
能量	200 kJ	2%
蛋白质	1.0 g	2%
脂肪	1.2 g	2%
碳水化合物	5.0 g	2%
钠	100 mg	5%
钙	30 mg	4%
维生素E	1.00 mga－TE	7%
烟酰胺	1.40 mg	10%
钾	60 mg	3%
锌	0.60 mg	4%

某品牌鲜牛奶

【配料表】牛乳

【营养成分表】

项目	每100 ml	NRV%
能量	257 kJ	3%
蛋白质	2.9 g	5%
脂肪	3.4 g	6%
碳水化合物	3.5 g	2%
钠	60 mg	3%

配料表:

　　一是告知食品所有使用的原材料,包括添加的所有食品添加剂品种;二是反映各原材料使用量的大致状况,原材料先后排列代表该食品中各种原材料的质量占比是由多到少,也就是加的最多的排在最前,其次为第二多的,排在最后的为最少,加入量不超过2%的配料可以不按递减顺序排列。

营养成分表:

反映该食品的营养概况,包括能量及营养素的含量,以及这些含量所占营养素参考值(NRV)的比例。NRV 值依据成年人的每日营养素推荐摄入量(RNI)或适宜摄入量(AI)而制定,作为普通人的参考。比如某一食品每 100 g 中某营养素含量达到 10%NRV,则表示食用该食品 100 g 提供了相当于成年人每日某营养素推荐量的 10%,如不考虑膳食平衡,即成年人食用 1 kg 这一食品就能满足每日对这一营养素的需要。

以市场销售的含乳饮料和鲜牛奶为例(标签信息见表 6-1)。

分析这两种食品的配料表和营养成分表:

1. 食品添加剂方面

-鲜牛乳未使用;

-含乳饮料中使用了 10 种食品添加剂,分别为羧甲基纤维素钠、柠檬酸、乳酸、柠檬酸钠、三聚磷酸钠、瓜尔胶、阿斯巴甜、安赛蜜、黄原胶、乳酸链球菌素。

2. 营养素方面

-鲜牛奶中蛋白质含量大约是含乳饮料的 3 倍;

-含乳饮料强化了牛磺酸(由第一章可知,是一种特殊的氨基酸,在出生前后的中枢神经系统和视觉系统发育中起关键作用)、葡萄糖酸锌、维生素 E、烟酰胺 4 种营养素。

需要特别说明的是,含乳饮料为强化营养素维生素 E、烟酸、锌和牛磺酸的饮料,不属于乳制品,从配料表中我们也可以看出:

-其蛋白质和脂肪来自复原牛乳,其含量仅为牛乳的 1/3,表明含乳饮料中仅 1/3 是牛乳成分,另外 2/3 的成分由水、白砂糖、果葡糖浆、浓缩苹果汁和九种食品添加剂等调配而来;

-其甜味来自阿斯巴甜、安赛蜜、白砂糖和果葡糖浆;

-其水果味来自香精和浓缩苹果汁;

-酸味来自柠檬酸、乳酸和柠檬酸钠;

-使用乳酸链球菌素作为防腐剂;

-每百毫升(/100 ml)含乳饮料中,约 3.8 克碳水化合物来自蔗糖和果葡糖浆类加工糖,而非来自母乳;

-含乳饮料中钠含量也远高于牛乳。

通过对这两类产品的配料表和营养成分表的分析,可以得出,鲜牛乳是由纯牛乳生产的,而含乳饮料是"配"出来的。含乳饮料相比牛乳,蛋白质少了,糖含量高了,添加剂多了。因此,无论从营养还是食品安全角度,含乳饮料显然不适宜婴幼儿过多食用。

另外,活菌饮料相对于酸奶,类似于含乳饮料相对于牛奶。活菌饮料是在奶的基础上,添加了大量的水、糖、香精等成分,本质也是饮料。活菌饮料中含有一定数量的乳酸菌或其他益生菌,但目前研究认为其对健康的作用非常有限。

总之,含乳饮料或活菌饮料营养价值都偏低,且含大量游离糖,为预防肥胖和龋齿等健康问题,应限制婴幼儿食用。

第三节　0—3 岁婴幼儿商业化专用食品

由于婴幼儿是特殊人群,所以我国制定了相关法规和标准,明确规定商业化的婴幼儿相关食品都属于特殊膳食食品。依据《食品安全国家标准食品添加剂使用标准》(GB 2760)食品分类体系,婴幼儿相关食品可分为三大类:婴幼儿配方食品、婴幼儿辅助食品、辅食营养补充品。

一、婴幼儿配方食品

婴幼儿配方食品为母乳代用品,包括婴儿配方食品、幼儿配方食品、特殊医学用途婴儿配方食品。下面将介绍这三类食品的定义、适宜人群、标签要求等内容。

(一) 婴儿配方食品

婴儿配方食品分为乳基婴儿配方食品和豆基婴儿配方食品两类。它们都是通过对主要原料加入适量的维生素、矿物质或其他成分,仅用物理方法生产加工制成的液态或粉状产品。差别在于"乳基婴儿配方食品"是以乳类及乳蛋白制品为主要原料,而"豆基婴儿配方食品"是以大豆及大豆制品为主要原料。相对于乳基,豆基配方食品要求有更高含量的蛋白质。它们均适合正常婴儿食用,其能量和营养成分能够满足 0—6 月龄婴儿的正常营养需要。我国市场目前基本没有豆基配方粉,而美国市场上豆基配方粉占了 25%。从对婴幼儿生长发育的影响来看,二者没什么差异。

由于婴儿配方食品的配方是依据母乳成分研究结果制定,所以其作为母乳代用品,可以作为 6 月龄前婴儿的唯一食物来源来满足婴儿正常生长发育的需要。但注意这类食品不能完全满足 6—12 月龄婴儿的生长发育需要,这时需要添加辅助食品。根据适宜人群的不同,将产品分为 1 段、2 段和 3 段,1 段适合 0—6 月龄婴儿,2 段适合 6—12 月龄较大婴儿,3 段适合 12—36 月龄幼儿。

在婴幼儿配方食品产品标签要求方面,为鼓励母乳喂养,须标明"对于 0—6 月的婴儿最理想的食品是母乳,在母乳不足或无母乳时可食用本产品",并要求不能有婴儿和妇女的形象,不能使用"人乳化"、"母乳化"或近似术语表述;对于进入辅食期的较大婴儿,2 段产品应标明"6 个月龄以上婴儿食用本产品时,应配合添加辅助食品"。

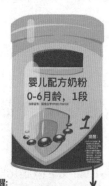

提醒:
1.对于0-6月的婴儿最理想的食品是母乳,在母乳不足或无母乳时可食用本产品。
2.调奶时请用专用量勺,用多于或少于指定份量的奶粉,将令宝宝得不到适当的营养。除非有专业人员建议,不得改动奶的浓度。

图 6-2　0—6 月龄婴儿(1 段)用配方食品[1]

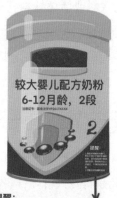

提醒:
1.调奶时请用专用量勺,用多于或少于指定份量的奶粉,将令宝宝得不到适当的营养。除非有专业人员建议,不得改动奶的浓度。
2.须配合添加辅助食品

图 6-3　6—12 月龄婴儿(2 段)用配方食品[2]

(二) 幼儿配方食品

幼儿配方食品与"婴儿配方食品"的定义一样,分为乳基配方食品和豆基配方食品两类。同样都是通过对主要原料加入适量的维生素、矿物质或其他辅料,仅用物理方法生产加工制成的液态或粉状产品,差别依旧在于"乳基配方食品"是以乳类及乳蛋白制品为主要原料,而"豆基配方食品"是以大豆及大豆制品为主要原料。

幼儿配方食品适用于幼儿食用,其营养成分能满足正常幼儿的部分营养需要。主要用于 1 岁以上幼儿食用,在给予配方食品的同时,需要添加辅食喂养。这类产品为 3 段,适宜人群为 12—36 月龄幼儿。

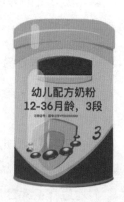

图 6-4　12—36 月龄幼儿(3 段)配方食品[3]

---

① 该图片由康乐提供。
② 该图片由康乐提供。
③ 该图片由康乐提供。

（三）特殊医学用途婴儿配方食品

特殊医学用途婴儿配方食品指针对患有特殊紊乱、疾病或医疗状况等特殊医学状况婴儿的营养需求而设计制成的粉状或液态配方食品。一般要求其配方应以医学和营养学的研究结果为依据，其安全性、营养充足性以及临床效果均需要经过科学证实，单独或与其他食物配合使用时需要时刻满足0—12月龄特殊医学状况婴儿的生长发育需求。

特殊医学用途婴儿配方食品主要用于特殊状况下的喂养，如苯丙酮尿症、严重食物过敏症、早产儿、易呕吐、乳糖不耐等患儿食用，其需要在医生或临床营养师的指导下使用。单独食用或与其他食物配合食用时，其能量和营养成分能够满足0—6月龄特殊医学状况婴儿的生长发育需求。

在标签要求方面，首先要注明特殊医学用途婴儿配方食品的类别（如：乳蛋白深度水解配方）和适用的特殊医学状况（如：适用于食物蛋白过敏婴儿）；早产/低出生体重儿配方食品，还应标示产品的渗透压；对于可供6月龄以上婴儿食用的特殊医学用途配方食品，应标明"6月龄以上特殊医学状况婴儿食用本品时，应配合添加辅助食品"。

常见产品类别：

-适用于乳糖不耐婴儿的无乳糖或低乳糖配方；

-乳蛋白过敏高风险婴儿的乳蛋白部分水解配方；

-食物蛋白过敏婴儿的乳蛋白深度水解配方或氨基酸配方；

-早产/低出生体重儿的早产/低出生体重配方；

-早产/低出生体重儿母乳营养补充剂；

-氨基酸代谢障碍婴儿的氨基酸代谢障碍配方。

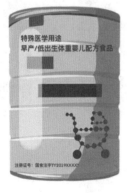

图6-5 早产/低出生体重
婴儿配方食品

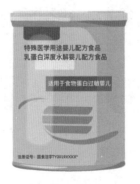

图6-6 乳蛋白部分水解
婴儿配方食品①

---

① 图6-5、6-6由康乐提供。

二、婴幼儿辅助食品

婴幼儿辅助食品是向家庭食物过渡的食品,包括婴幼儿谷类辅助食品、婴幼儿罐装辅助食品。

婴儿满6月龄后,母乳提供的营养已经不能完全满足其生长发育的需求,需要通过辅助食品补充许多营养素,尤其是铁、锌、维生素C等微量营养素。另外,辅食期也是液体食物向固体食物的过渡阶段,适宜颗粒大小和软硬度的辅食能训练婴幼儿咀嚼吞咽能力,同时促进其神经发育。

(一)婴幼儿谷类辅助食品

婴幼儿谷类辅助食品是以一种或多种谷物(如:小麦、大米、大麦、燕麦、黑麦、玉米等)为主要原料,且谷物占干物质组成的25%以上,添加适量的营养强化剂和(或)其他辅料,经加工制成的适于6月龄以上婴儿和幼儿食用的商业化辅助食品。

常见产品分类:

-婴幼儿谷物辅助食品:如婴幼儿米粉、婴幼儿小米米粉。这类产品需用牛奶或其他含蛋白质的适宜液体冲调,并在产品标签上表明。

-婴幼儿高蛋白谷物辅助食品:如高蛋白婴幼儿米粉、高蛋白婴幼儿小米米粉。

-婴幼儿生制类谷物辅助食品:如婴幼儿面条、婴幼儿颗粒面。

-婴幼儿饼干或其他婴幼儿谷物辅助食品:如婴幼儿饼干、婴幼儿米饼、婴幼儿磨牙棒。

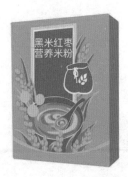 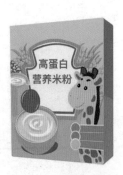 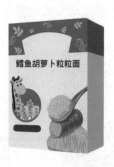 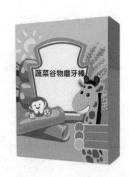

图6-7　婴幼儿米粉　　图6-8　高蛋白婴幼儿米粉　　图6-9　婴幼儿颗粒面　　图6-10　婴幼儿磨牙棒[1]

---

① 图6-7、6-8、6-9、6-10由康乐提供。

（二）婴幼儿罐装辅助食品

谷类辅助食品是以产品原料来源作为产品名称，婴幼儿罐装辅助食品则是以产品工艺作为产品名称。这类产品生产时需处理、灌装、密封、杀菌或无菌灌装后达到商业无菌，可在常温下保存，适合于 6 月龄以上婴幼儿即食食用。

常见产品分类：

-泥（糊）状罐装食品：如婴幼儿果蔬泥、婴幼儿肉泥、婴幼儿鱼泥、婴幼儿肝泥。

-颗粒状罐装食品：如婴幼儿颗粒果蔬泥、婴幼儿颗粒肉泥、婴幼儿颗粒鱼泥。

-汁类罐装食品：如婴幼儿水果汁、婴幼儿蔬菜汁。

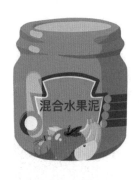

图 6-11　罐装婴幼儿水果泥

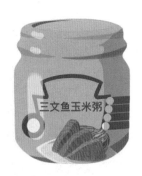

图 6-12　罐装婴幼儿三文鱼玉米粥

图 6-13　婴幼儿蔬果泥①

三、辅食营养补充品

辅食营养补充品是一种含多种微量营养素（维生素和矿物质等）的补充品，其中含或不含乳类蛋白或大豆蛋白等食物原料，作为食物基质和其他食品原料，添加在 6—36 月龄婴幼儿即食辅食中食用，也可用于 37—60 月龄的儿童。

辅食营养补充品是用于家庭辅食制作时添加、用以补充辅食营养素的质和量、促进婴幼儿的生长发育、预防贫血的便捷有效的补充品。特别是辅食营养包，添加了优质蛋白质、钙、铁、锌、维生素 A、维生素 D、维生素 B_1、维生素 B_2、叶酸、维生素 B_{12} 等，已作为公共卫生措施在我国得到大规模推广和应用。

我国自 2008 年首次颁布《辅食营养补充品通用标准》（GB/T 22570-2008），并于 2014 年修订为强制性国家标准《食品安全国家标准辅食营养补充品》（GB 22570-2014）。

---

① 图 6-11、6-12、6-13 由康乐提供。

辅食营养补充品类别与每日份推荐量：

-辅食营养素补充食品：含乳类蛋白或大豆蛋白等食物原料作为食物基质，每日份推荐量为 10.0—20.0 克(g)/天(d)。如国家儿童营养改善项目应用婴幼儿营养包，12 克(g)/袋，每日推荐食用 1 袋。

-辅食营养素补充片：含少量乳类蛋白或大豆蛋白等食物原料作为食物基质，每日份推荐量为 1.5—3.0 克(g)/天(d)。

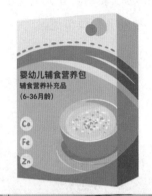
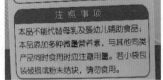
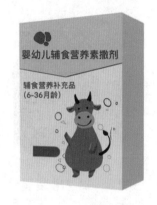
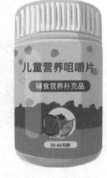

图 6-14　辅食营养素补充食品　　图 6-15　辅食营养素撒剂　　图 6-16　辅食营养素片①

-辅食营养素撒剂：可不含食物基质，每日份推荐量为 0.8—2.0 克(g)/天(d)。

在标签要求方面，因本类产品以提供微量营养素为主要目的，不能代替日常的辅助食品，因此为 6—36 月龄人群设计的产品标签上，必须标注"本品不能代替母乳及婴幼儿辅助食品"。

小贴士

婴幼儿商业化专用食品的购买渠道

1. 营养素补充剂类药品。营养素补充剂类药品有许多孩子用的营养素补充类口服制剂，如 AD 滴丸，补钙类冲剂等，属于非处方药。非处方药也称 OTC，无需医生处方，可以在药店直接购买。

①　图 6-14、6-15、6-16 由康乐提供。

2. 保健食品。保健食品属于特殊食品。这类产品外包装上印有天蓝色图案,下有保健食品字样,俗称"蓝帽子标志"。保健食品又分为功能性保健食品和营养素补充剂两大类。功能性保健食品如增强免疫力、辅助改善记忆等,通常不适用于婴幼儿食用;对于保健食品这类补充维生素和矿物质的营养素补充剂,适用于 1 岁以上人群使用。因此,1 岁以内婴儿没有适宜的保健食品可以选择;2—3 岁幼儿可以选择补钙、铁、锌等矿物元素或维生素 A、D 等的营养素补充剂,但需要查看产品标签的适宜人群是否包括幼儿这一人群。这类营养素补充剂可以在办理了保健食品相关的食品经营许可证的药店、婴童店或商场里边的超级超市直接购买。

3. 婴幼儿配方食品。婴幼儿配方食品属于特殊食品,必须经国家市场监管总局注册批准,产品标签应当标识的内容包括产品名称、注册号(格式为:国食注字 YP+4 位年号+4 位顺序号)、类别、适用人群等。需要在办理了婴幼儿配方奶粉相关的食品经营许可证的药店、婴童店或商场里边的超级超市购买。

4. 特殊医学用途婴儿配方食品。特殊医学用途婴儿配方食品属于特殊食品,必须经国家市场监管总局注册批准,产品标签应当标识的内容包括产品名称、注册号(格式为:国食注字 TY+4 位年号+4 位顺序号)、类别、适用人群、警示说明和注意事项等。这类产品应当通过医疗机构或者药品零售企业购买。市场上一些标识为"深度水解蛋白配方粉"、"氨基酸营养粉"、"无乳糖营养配方粉"等并标称适用于"过敏宝宝"或"无法食用乳蛋白及多种食物蛋白人群"等的固体饮料。这些饮料类食品不能满足婴幼儿营养需求,不须政府部门注册批准,在购买特殊医学用途婴儿配方食品时一定要从标签标识等方面加以区分。获得注册批准的合法特殊医学用途配方食品,可在市场监管总局网站特殊食品信息查询平台通过产品名称或注册号查询真伪。

5. 其他预包装食品。其他预包装食品包括辅食营养补充品(如营养包)、婴幼儿辅助食品等,在办理过普通包装食品的食品经营许可证的门店都可以购买到。

参考文献

［1］艾伦.微量营养素食物强化指南［M］.霍军生,等,译.北京:中国轻工业出版社,2009.

［2］程娟,申昆玲,段红梅.婴幼儿辅食添加与食物过敏关系的研究进展［J］.中国儿童保健杂志,2019,27(7):737-740.

［3］范志红.厨房中的食品科学(十七)金黄色葡萄球菌与厨房卫生［J］.中国食品,2012(11):78-79.

［4］冯超,关宏岩,朱宗涵.辅食喂养热点问题及相关研究进展［J］.中国妇幼健康研究,2017,28(5):612-615.

［5］国家食品安全风险评估中心.食品安全100问Ⅱ［M］.北京:人民卫生出版社,2019.

［6］国家食品药品监督管理局食品安全监管司.食品安全国家标准 食品添加剂使用标准:GB 2760-2011［S］.北京:中国标准出版社,2011.

［7］国家卫生计生委妇幼健康服务司.母乳喂养培训教程［M］.北京:北京大学医学出版社,2014.

［8］霍军生.现代食品营养与安全［M］.北京:中国轻工业出版社,2005.

［9］克雷曼.儿童营养学［M］.申昆玲,译.7版.北京:人民军医出版社,2015.

［10］世界卫生组织.食品安全五大要点培训手册［M/OL］.日内瓦:世界卫生组织出版,2007. https://apps. who. int/iris/bitstream/handle/10665/43546/9789245594634_chi. pdf.

［11］市场监管总局.保健食品备案工作指南(试行)［EB/OL］.［2019-08-30］. http://samr. cfda. gov. cn/WS01/CL0847/172243. html.

［12］卫办妇社.儿童喂养与营养指导技术规范［EB/OL］.［2012-04-20］. http:// www. chinanutri. cn/fgbz/fgbzfggf/201412/t20141231_109122. html.

［13］谢明勇,陈绍军.食品安全导论［M］.北京:中国农业大学出版社,2009.

［14］中华人民共和国国家卫生和计划生育委员会.食品安全国家标准 辅食营养补充品:GB 22570-2014［S］.北京:食品安全标准与检测评估司,2014.

［15］中华人民共和国卫生部.食品安全国家标准 较大婴儿和幼儿配方食品:GB 10767-2010［S］.北京:中国标准出版社,2011.

[16] 中华人民共和国卫生部.食品安全国家标准 特殊医学用途婴儿配方食品：GB 25596-2010[S].北京：中国标准出版社,2011.

[17] 中华人民共和国卫生部.食品安全国家标准 婴儿配方食品：GB 10765-2010[S].北京：中国标准出版社,2010.

[18] 中华人民共和国卫生部.食品安全国家标准 婴幼儿谷类辅助食品：GB 10769-2010[S].北京：中国标准出版社,2010.

[19] 中华人民共和国卫生部.食品安全国家标准 婴幼儿罐装辅助食品：GB 10770-2010[S].北京：中国标准出版社,2010.

[20] 中华人民共和国卫生部.食品安全国家标准预包装食品标签通则：GB 7718-2011.北京：商务印书馆,2011.

[21] 中华人民共和国卫生部.预包装食品营养标签通则：GB 28050-2010[S].北京：食品安全标准与检测评估司,2014.

致　谢

　　在系列课程开发过程中，华东师范大学周念丽教授团队、首都儿科研究所关宏岩研究员团队、中国疾病预防控制中心营养与健康所黄建研究员团队、CEEE 团队养育师课程建设项目工作人员为最终成稿付出了巨大的努力和心血，在此致以崇高的敬意和衷心的感谢！北京三一公益基金会、北京陈江和公益基金会、澳门同济慈善会（北京办事处）率先为此系列课程的开发提供了重要和关键的资助，成稿之功离不开三方的大力支持，在此表示诚挚的感谢！也衷心感谢华东师范大学出版社在系列教材出版过程中给予的大力支持和协助！另外，尽管几经修改和打磨，系列教材内容仍然难免挂一漏万，不足之处还请各位读者多多指教，我们之后会持续地修改和完善这套系列教材！

　　最后，我还想特别感谢一直以来为 CEEE 婴幼儿早期发展研究及系列课程开发提供重要资助和支持的基金会，没有他们的有力支持，我们很难在这个领域潜心深耕这么久，衷心感谢（按照机构拼音的首字母排列）：澳门同济慈善会（北京办事处）、北京亿方公益基金会、北京三一公益基金会、北京陈江和公益基金会、北京情系远山公益基金会、北京观妙公益基金会、戴尔（中国）有限公司、福特基金会、福建省教育援助协会、广达电脑公司、广州市好百年助学慈善基金会、广东省唯品会慈善基金会、郭氏慈善信托、国际影响评估协会、和美酒店管理（上海）有限公司、亨氏食品公司、宏基集团、救助儿童基金会、李谋伟及其家族、联合国儿童基金会、陆逊梯卡（中国）投资有限公司、洛克菲勒基金会、南都公益基金会、农村教育行动计划、瑞银慈善基金会、陕西妇源汇性别发展中心、上海煜盐餐饮管理有限公司、上海胤胜资产管理有限公司、上海市慈善基金会、上海真爱梦想公益基金会、深圳市爱阅公益基金会、世界银行、思特沃克、TAG 家族基金会、同一视界慈善会、携程旅游网络技术（上海）有限公司、依视路中国、徐氏家族慈善基金会、亚太经济合作组织、亚太数位机会中心、云南省红十字会、浙江省湖畔魔豆公益基金会、中国儿童少年基金会、中国青少年发展基金会、中山大学中山眼科医院、中华少年儿童慈善救助基金会、中南成长股权投资基金。

附录

N 评分

表 1 0—60 月龄(0—5 岁)女孩的年龄别体重 Z 评分/kg

年龄	Z 评分						
	−3	−2	−1	0	+1	+2	+3
0 周	2.0	2.4	2.8	3.2	3.7	4.2	4.8
1 周	2.1	2.5	2.9	3.3	3.9	4.4	5.1
2 周	2.3	2.7	3.1	3.6	4.1	4.7	5.4
3 周	2.5	2.9	3.3	3.8	4.4	5.0	5.7
4 周	2.7	3.1	3.6	4.1	4.7	5.4	6.1
1 月	2.7	3.2	3.6	4.2	4.8	5.5	6.2
5 周	2.9	3.3	3.8	4.3	5.0	5.7	6.5
6 周	3.0	3.5	4.0	4.6	5.2	6.0	6.8
7 周	3.2	3.7	4.2	4.8	5.5	6.2	7.1
8 周	3.3	3.8	4.4	5.0	5.7	6.5	7.3
2 月	3.4	3.9	4.5	5.1	5.8	6.6	7.5
9 周	3.5	4.0	4.6	5.2	5.9	6.7	7.6
10 周	3.6	4.1	4.7	5.4	6.1	6.9	7.8
11 周	3.8	4.3	4.9	5.5	6.3	7.1	8.1
12 周	3.9	4.4	5.0	5.7	6.5	7.3	8.3
13 周	4.0	4.5	5.1	5.8	6.6	7.5	8.5
3 月	4.0	4.5	5.2	5.8	6.6	7.5	8.5
4 月	4.4	5.0	5.7	6.4	7.3	8.2	9.3
5 月	4.8	5.4	6.1	6.9	7.8	8.8	10.0
6 月	5.1	5.7	6.5	7.3	8.2	9.3	10.6
7 月	5.3	6.0	6.8	7.6	8.6	9.8	11.1
8 月	5.6	6.3	7.0	7.9	9.0	10.2	11.6
9 月	5.8	6.5	7.3	8.2	9.3	10.5	12.0
10 月	5.9	6.7	7.5	8.5	9.6	10.9	12.4
11 月	6.1	6.9	7.7	8.7	9.9	11.2	12.8

0—3 岁婴幼儿营养与喂养

年龄	Z评分						
	-3	-2	-1	0	+1	+2	+3
12 月	6.3	7.0	7.9	8.9	10.1	11.5	13.1
13 月	6.4	7.2	8.1	9.2	10.4	11.8	13.5
14 月	6.6	7.4	8.3	9.4	10.6	12.1	13.8
15 月	6.7	7.6	8.5	9.6	10.9	12.4	14.1
16 月	6.9	7.7	8.7	9.8	11.1	12.6	14.5
17 月	7.0	7.9	8.9	10.0	11.4	12.9	14.8
18 月	7.2	8.1	9.1	10.2	11.6	13.2	15.1
19 月	7.3	8.2	9.2	10.4	11.8	13.5	15.4
20 月	7.5	8.4	9.4	10.6	12.1	13.7	15.7
21 月	7.6	8.6	9.6	10.9	12.3	14.0	16.0
22 月	7.8	8.7	9.8	11.1	12.5	14.3	16.4
23 月	7.9	8.9	10.0	11.3	12.8	14.6	16.7
24 月	8.1	9.0	10.2	11.5	13.0	14.8	17.0
25 月	8.2	9.2	10.3	11.7	13.3	15.1	17.3
26 月	8.4	9.4	10.5	11.9	13.5	15.4	17.7
27 月	8.5	9.5	10.7	12.1	13.7	15.7	18.0
28 月	8.6	9.7	10.9	12.3	14.0	16.0	18.3
29 月	8.8	9.8	11.1	12.5	14.2	16.2	18.7
30 月	8.9	10.0	11.2	12.7	14.4	16.5	19.0
31 月	9.0	10.1	11.4	12.9	14.7	16.8	19.3
32 月	9.1	10.3	11.6	13.1	14.9	17.1	19.6
33 月	9.3	10.4	11.7	13.3	15.1	17.3	20.0
34 月	9.4	10.5	11.9	13.5	15.4	17.6	20.3
35 月	9.5	10.7	12.0	13.7	15.6	17.9	20.6
36 月	9.6	10.8	12.2	13.9	15.8	18.1	20.9

年龄	Z评分						
	−3	−2	−1	0	+1	+2	+3
37 月	9.7	10.9	12.4	14.0	16.0	18.4	21.3
38 月	9.8	11.1	12.5	14.2	16.3	18.7	21.6
39 月	9.9	11.2	12.7	14.4	16.5	19.0	22.0
40 月	10.1	11.3	12.8	14.6	16.7	19.2	22.3
41 月	10.2	11.5	13.0	14.8	16.9	19.5	22.7
42 月	10.3	11.6	13.1	15.0	17.2	19.8	23.0
43 月	10.4	11.7	13.3	15.2	17.4	20.1	23.4
44 月	10.5	11.8	13.4	15.3	17.6	20.4	23.7
45 月	10.6	12.0	13.6	15.5	17.8	20.7	24.1
46 月	10.7	12.1	13.7	15.7	18.1	20.9	24.5
47 月	10.8	12.2	13.9	15.9	18.3	21.2	24.8
48 月	10.9	12.3	14.0	16.1	18.5	21.5	25.2
49 月	11.0	12.4	14.2	16.3	18.8	21.8	25.5
50 月	11.1	12.6	14.3	16.4	19.0	22.1	25.9
51 月	11.2	12.7	14.5	16.6	19.2	22.4	26.3
52 月	11.3	12.8	14.6	16.8	19.4	22.6	26.6
53 月	11.4	12.9	14.8	17.0	19.7	22.9	27.0
54 月	11.5	13.0	14.9	17.2	19.9	23.2	27.4
55 月	11.6	13.2	15.1	17.3	20.1	23.5	27.7
56 月	11.7	13.3	15.2	17.5	20.3	23.8	28.1
57 月	11.8	13.4	15.3	17.7	20.6	24.1	28.5
58 月	11.9	13.5	15.5	17.9	20.8	24.4	28.8
59 月	12.0	13.6	15.6	18.0	21.0	24.6	29.2
<60 月	12.1	13.7	15.8	18.2	21.2	24.9	29.5

表2 0—60月龄(0—5岁)男孩的年龄别体重Z评分/kg

年龄	Z评分						
	−3	−2	−1	0	+1	+2	+3
0周	2.1	2.5	2.9	3.3	3.9	4.4	5.0
1周	2.2	2.6	3.0	3.5	4.0	4.6	5.3
2周	2.4	2.8	3.2	3.8	4.3	4.9	5.6
3周	2.6	3.1	3.5	4.1	4.7	5.3	6.0
4周	2.9	3.3	3.8	4.4	5.0	5.7	6.4
1月	2.9	3.4	3.9	4.5	5.1	5.8	6.6
5周	3.1	3.5	4.1	4.7	5.3	6.0	6.8
6周	3.3	3.8	4.3	4.9	5.6	6.3	7.2
7周	3.5	4.0	4.6	5.2	5.9	6.6	7.5
8周	3.7	4.2	4.8	5.4	6.1	6.9	7.8
2月	3.8	4.3	4.9	5.6	6.3	7.1	8.0
9周	3.8	4.4	5.0	5.6	6.4	7.2	8.0
10周	4.0	4.5	5.2	5.8	6.6	7.4	8.3
11周	4.2	4.7	5.3	6.0	6.8	7.6	8.5
12周	4.3	4.9	5.5	6.2	7.0	7.8	8.8
13周	4.4	5.0	5.7	6.4	7.2	8.0	9.0
3月	4.4	5.0	5.7	6.4	7.2	8.0	9.0
4月	4.9	5.6	6.2	7.0	7.8	8.7	9.7
5月	5.3	6.0	6.7	7.5	8.4	9.3	10.4
6月	5.7	6.4	7.1	7.9	8.8	9.8	10.9
7月	5.9	6.7	7.4	8.3	9.2	10.3	11.4
8月	6.2	6.9	7.7	8.6	9.6	10.7	11.9
9月	6.4	7.1	8.0	8.9	9.9	11.0	12.3
10月	6.6	7.4	8.2	9.2	10.2	11.4	12.7
11月	6.8	7.6	8.4	9.4	10.5	11.7	13.0

年龄	Z评分						
	−3	−2	−1	0	+1	+2	+3
12月	6.9	7.7	8.6	9.6	10.8	12.0	13.3
13月	7.1	7.9	8.8	9.9	11.0	12.3	13.7
14月	7.2	8.1	9.0	10.1	11.3	12.6	14.0
15月	7.4	8.3	9.2	10.3	11.5	12.8	14.3
16月	7.5	8.4	9.4	10.5	11.7	13.1	14.6
17月	7.7	8.6	9.6	10.7	12.0	13.4	14.9
18月	7.8	8.8	9.8	10.9	12.2	13.7	15.3
19月	8.0	8.9	10.0	11.1	12.5	13.9	15.6
20月	8.1	9.1	10.1	11.3	12.7	14.2	15.9
21月	8.2	9.2	10.3	11.5	12.9	14.5	16.2
22月	8.4	9.4	10.5	11.8	13.2	14.7	16.5
23月	8.5	9.5	10.7	12.0	13.4	15.0	16.8
24月	8.6	9.7	10.8	12.2	13.6	15.3	17.1
25月	8.8	9.8	11.0	12.4	13.9	15.5	17.5
26月	8.9	10.0	11.2	12.5	14.1	15.8	17.8
27月	9.0	10.1	11.3	12.7	14.3	16.1	18.1
28月	9.1	10.2	11.5	12.9	14.5	16.3	18.4
29月	9.2	10.4	11.7	13.1	14.8	16.6	18.7
30月	9.4	10.5	11.8	13.3	15.0	16.9	19.0
31月	9.5	10.7	12.0	13.5	15.2	17.1	19.3
32月	9.6	10.8	12.1	13.7	15.4	17.4	19.6
33月	9.7	10.9	12.3	13.8	15.6	17.6	19.9
34月	9.8	11.0	12.4	14.0	15.8	17.8	20.2
35月	9.9	11.2	12.6	14.2	16.0	18.1	20.4
36月	10.0	11.3	12.7	14.3	16.2	18.3	20.7

年龄	Z 评分						
	−3	−2	−1	0	+1	+2	+3
37 月	10.1	11.4	12.9	14.5	16.4	18.6	21.0
38 月	10.2	11.5	13.0	14.7	16.6	18.8	21.3
39 月	10.3	11.6	13.1	14.8	16.8	19.0	21.6
40 月	10.4	11.8	13.3	15.0	17.0	19.3	21.9
41 月	10.5	11.9	13.4	15.2	17.2	19.5	22.1
42 月	10.6	12.0	13.6	15.3	17.4	19.7	22.4
43 月	10.7	12.1	13.7	15.5	17.6	20.0	22.7
44 月	10.8	12.2	13.8	15.7	17.8	20.2	23.0
45 月	10.9	12.4	14.0	15.8	18.0	20.5	23.3
46 月	11.0	12.5	14.1	16.0	18.2	20.7	23.6
47 月	11.1	12.6	14.3	16.2	18.4	20.9	23.9
48 月	11.2	12.7	14.4	16.3	18.6	21.2	24.2
49 月	11.3	12.8	14.5	16.5	18.8	21.4	24.5
50 月	11.4	12.9	14.7	16.7	19.0	21.7	24.8
51 月	11.5	13.1	14.8	16.8	19.2	21.9	25.1
52 月	11.6	13.2	15.0	17.0	19.4	22.2	25.4
53 月	11.7	13.3	15.1	17.2	19.6	22.4	25.7
54 月	11.8	13.4	15.2	17.3	19.8	22.7	26.0
55 月	11.9	13.5	15.4	17.5	20.0	22.9	26.3
56 月	12.0	13.6	15.5	17.7	20.2	23.2	26.6
57 月	12.1	13.7	15.6	17.8	20.4	23.4	26.9
58 月	12.2	13.8	15.8	18.0	20.6	23.7	27.2
59 月	12.3	14.0	15.9	18.2	20.8	23.9	27.6
<60 月	12.4	14.1	16.0	18.3	21.0	24.2	27.9

表 3　0—24 月龄(0—2 岁)女孩的年龄别身长 Z 评分/cm

年龄	Z 评分						
	−3	−2	−1	0	+1	+2	+3
0 周	43.6	45.4	47.3	49.1	51.0	52.9	54.7
1 周	44.7	46.6	48.4	50.3	52.2	54.1	56.0
2 周	45.8	47.7	49.6	51.5	53.4	55.3	57.2
3 周	46.7	48.6	50.5	52.5	54.4	56.3	58.2
4 周	47.5	49.5	51.4	53.4	55.3	57.3	59.2
1 月	47.8	49.8	51.7	53.7	55.6	57.6	59.5
5 周	48.3	50.3	52.3	54.2	56.2	58.2	60.1
6 周	49.1	51.1	53.1	55.1	57.1	59.0	61.0
7 周	49.8	51.8	53.8	55.8	57.8	59.9	61.9
8 周	50.5	52.5	54.6	56.6	58.6	60.6	62.6
2 月	51.0	53.0	55.0	57.1	59.1	61.1	63.2
9 周	51.2	53.2	55.2	57.3	59.3	61.4	63.4
10 周	51.8	53.8	55.9	57.9	60.0	62.1	64.1
11 周	52.4	54.4	56.5	58.6	60.7	62.7	64.8
12 周	52.9	55.0	57.1	59.2	61.3	63.4	65.5
13 周	53.5	55.6	57.7	59.8	61.9	64.0	66.1
3 月	53.5	55.6	57.7	59.8	61.9	64.0	66.1
4 月	55.6	57.8	59.9	62.1	64.3	66.4	68.6
5 月	57.4	59.6	61.8	64.0	66.2	68.5	70.7
6 月	58.9	61.2	63.5	65.7	68.0	70.3	72.5
7 月	60.3	62.7	65.0	67.3	69.6	71.9	74.2
8 月	61.7	64.0	66.4	68.7	71.1	73.5	75.8
9 月	62.9	65.3	67.7	70.1	72.6	75.0	77.4
10 月	64.1	66.5	69.0	71.5	73.9	76.4	78.9
11 月	65.2	67.7	70.3	72.8	75.3	77.8	80.3

年龄	Z 评分						
	− 3	− 2	− 1	0	+ 1	+ 2	+ 3
12 月	66. 3	68. 9	71. 4	74. 0	76. 6	79. 2	81. 7
13 月	67. 3	70. 0	72. 6	75. 2	77. 8	80. 5	83. 1
14 月	68. 3	71. 0	73. 7	76. 4	79. 1	81. 7	84. 4
15 月	69. 3	72. 0	74. 8	77. 5	80. 2	83. 0	85. 7
16 月	70. 2	73. 0	75. 8	78. 6	81. 4	84. 2	87. 0
17 月	71. 1	74. 0	76. 8	79. 7	82. 5	85. 4	88. 2
18 月	72. 0	74. 9	77. 8	80. 7	83. 6	86. 5	89. 4
19 月	72. 8	75. 8	78. 8	81. 7	84. 7	87. 6	90. 6
20 月	73. 7	76. 7	79. 7	82. 7	85. 7	88. 7	91. 7
21 月	74. 5	77. 5	80. 6	83. 7	86. 7	89. 8	92. 9
22 月	75. 2	78. 4	81. 5	84. 6	87. 7	90. 8	94. 0
23 月	76. 0	79. 2	82. 3	85. 5	88. 7	91. 9	95. 0
＜24 月	76. 7	80. 0	83. 2	86. 4	89. 6	92. 9	96. 1

表 4 24—60 月龄(2—5 岁)女孩的年龄别身高 Z 评分/cm

年龄	Z 评分						
	− 3	− 2	− 1	0	+ 1	+ 2	+ 3
24 月	76. 0	79. 3	82. 5	85. 7	88. 9	92. 2	95. 4
25 月	76. 8	80. 0	83. 3	86. 6	89. 9	93. 1	96. 4
26 月	77. 5	80. 8	84. 1	87. 4	90. 8	94. 1	97. 4
27 月	78. 1	81. 5	84. 9	88. 3	91. 7	95. 0	98. 4
28 月	78. 8	82. 2	85. 7	89. 1	92. 5	96. 0	99. 4
29 月	79. 5	82. 9	86. 4	89. 9	93. 4	96. 9	100. 3
30 月	80. 1	83. 6	87. 1	90. 7	94. 2	97. 7	101. 3
31 月	80. 7	84. 3	87. 9	91. 4	95. 0	98. 6	102. 2

年龄	Z评分						
	-3	-2	-1	0	+1	+2	+3
32 月	81.3	84.9	88.6	92.2	95.8	99.4	103.1
33 月	81.9	85.6	89.3	92.9	96.6	100.3	103.9
34 月	82.5	86.2	89.9	93.6	97.4	101.1	104.8
35 月	83.1	86.8	90.6	94.4	98.1	101.9	105.6
36 月	83.6	87.4	91.2	95.1	98.9	102.7	106.5
37 月	84.2	88.0	91.9	95.7	99.6	103.4	107.3
38 月	84.7	88.6	92.5	96.4	100.3	104.2	108.1
39 月	85.3	89.2	93.1	97.1	101.0	105.0	108.9
40 月	85.8	89.8	93.8	97.7	101.7	105.7	109.7
41 月	86.3	90.4	94.4	98.4	102.4	106.4	110.5
42 月	86.8	90.9	95.0	99.0	103.1	107.2	111.2
43 月	87.4	91.5	95.6	99.7	103.8	107.9	112.0
44 月	87.9	92.0	96.2	100.3	104.5	108.6	112.7
45 月	88.4	92.5	96.7	100.9	105.1	109.3	113.5
46 月	88.9	93.1	97.3	101.5	105.8	110.0	114.2
47 月	89.3	93.6	97.9	102.1	106.4	110.7	114.9
48 月	89.8	94.1	98.4	102.7	107.0	111.3	115.7
49 月	90.3	94.6	99.0	103.3	107.7	112.0	116.4
50 月	90.7	95.1	99.5	103.9	108.3	112.7	117.1
51 月	91.2	95.6	100.1	104.5	108.9	113.3	117.7
52 月	91.7	96.1	100.6	105.0	109.5	114.0	118.4
53 月	92.1	96.6	101.1	105.6	110.1	114.6	119.1
54 月	92.6	97.1	101.6	106.2	110.7	115.2	119.8
55 月	93.0	97.6	102.2	106.7	111.3	115.9	120.4
56 月	93.4	98.1	102.7	107.3	111.9	116.5	121.1

年龄	Z评分						
	−3	−2	−1	0	+1	+2	+3
57月	93.9	98.5	103.2	107.8	112.5	117.1	121.8
58月	94.3	99.0	103.7	108.4	113.0	117.7	122.4
59月	94.7	99.5	104.2	108.9	113.6	118.3	123.1
<60月	95.2	99.9	104.7	109.4	114.2	118.9	123.7

表5 0—24月龄(0—2岁)男孩的年龄别身长Z评分/cm

年龄	Z评分						
	−3	−2	−1	0	+1	+2	+3
0周	44.2	46.1	48.0	49.9	51.8	53.7	55.6
1周	45.4	47.3	49.2	51.1	53.0	54.9	56.8
2周	46.6	48.5	50.4	52.3	54.3	56.2	58.1
3周	47.6	49.5	51.5	53.4	55.3	57.2	59.2
4周	48.6	50.5	52.4	54.4	56.3	58.3	60.2
1月	48.9	50.8	52.8	54.7	56.7	58.6	60.6
5周	49.5	51.4	53.4	55.3	57.3	59.2	61.2
6周	50.3	52.3	54.3	56.2	58.2	60.2	62.1
7周	51.1	53.1	55.1	57.1	59.1	61.0	63.0
8周	51.9	53.9	55.9	57.9	59.9	61.9	63.9
2月	52.4	54.4	56.4	58.4	60.4	62.4	64.4
9周	52.6	54.6	56.6	58.7	60.7	62.7	64.7
10周	53.3	55.4	57.4	59.4	61.4	63.4	65.4
11周	54.0	56.0	58.1	60.1	62.1	64.1	66.2
12周	54.7	56.7	58.7	60.8	62.8	64.8	66.9
13周	55.3	57.3	59.4	61.4	63.4	65.5	67.5
3月	55.3	57.3	59.4	61.4	63.5	65.5	67.6

年龄	Z 评分						
	− 3	− 2	− 1	0	+ 1	+ 2	+ 3
4 月	57.6	59.7	61.8	63.9	66.0	68.0	70.1
5 月	59.6	61.7	63.8	65.9	68.0	70.1	72.2
6 月	61.2	63.3	65.5	67.6	69.8	71.9	74.0
7 月	62.7	64.8	67.0	69.2	71.3	73.5	75.7
8 月	64.0	66.2	68.4	70.6	72.8	75.0	77.2
9 月	65.2	67.5	69.7	72.0	74.2	76.5	78.7
10 月	66.4	68.7	71.0	73.3	75.6	77.9	80.1
11 月	67.6	69.9	72.2	74.5	76.9	79.2	81.5
12 月	68.6	71.0	73.4	75.7	78.1	80.5	82.9
13 月	69.6	72.1	74.5	76.9	79.3	81.8	84.2
14 月	70.6	73.1	75.6	78.0	80.5	83.0	85.5
15 月	71.6	74.1	76.6	79.1	81.7	84.2	86.7
16 月	72.5	75.0	77.6	80.2	82.8	85.4	88.0
17 月	73.3	76.0	78.6	81.2	83.9	86.5	89.2
18 月	74.2	76.9	79.6	82.3	85.0	87.7	90.4
19 月	75.0	77.7	80.5	83.2	86.0	88.8	91.5
20 月	75.8	78.6	81.4	84.2	87.0	89.8	92.6
21 月	76.5	79.4	82.3	85.1	88.0	90.9	93.8
22 月	77.2	80.2	83.1	86.0	89.0	91.9	94.9
23 月	78.0	81.0	83.9	86.9	89.9	92.9	95.9
<24 月	78.7	81.7	84.8	87.8	90.9	93.9	97.0

表 6　24—60 月龄(2—5 岁)男孩的年龄别身高 Z 评分/cm

年龄	Z 评分						
	− 3	− 2	− 1	0	+ 1	+ 2	+ 3
24 月	78.0	81.0	84.1	87.1	90.2	93.2	96.3
25 月	78.6	81.7	84.9	88.0	91.1	94.2	97.3

年龄	Z 评分						
	−3	−2	−1	0	+1	+2	+3
26 月	79.3	82.5	85.6	88.8	92.0	95.2	98.3
27 月	79.9	83.1	86.4	89.6	92.9	96.1	99.3
28 月	80.5	83.8	87.1	90.4	93.7	97.0	100.3
29 月	81.1	84.5	87.8	91.2	94.5	97.9	101.2
30 月	81.7	85.1	88.5	91.9	95.3	98.7	102.1
31 月	82.3	85.7	89.2	92.7	96.1	99.6	103.0
32 月	82.8	86.4	89.9	93.4	96.9	100.4	103.9
33 月	83.4	86.9	90.5	94.1	97.6	101.2	104.8
34 月	83.9	87.5	91.1	94.8	98.4	102.0	105.6
35 月	84.4	88.1	91.8	95.4	99.1	102.7	106.4
36 月	85.0	88.7	92.4	96.1	99.8	103.5	107.2
37 月	85.5	89.2	93.0	96.7	100.5	104.2	108.0
38 月	86.0	89.8	93.6	97.4	101.2	105.0	108.8
39 月	86.5	90.3	94.2	98.0	101.8	105.7	109.5
40 月	87.0	90.9	94.7	98.6	102.5	106.4	110.3
41 月	87.5	91.4	95.3	99.2	103.2	107.1	111.0
42 月	88.0	91.9	95.9	99.9	103.8	107.8	111.7
43 月	88.4	92.4	96.4	100.4	104.5	108.5	112.5
44 月	88.9	93.0	97.0	101.0	105.1	109.1	113.2
45 月	89.4	93.5	97.5	101.6	105.7	109.8	113.9
46 月	89.8	94.0	98.1	102.2	106.3	110.4	114.6
47 月	90.3	94.4	98.6	102.8	106.9	111.1	115.2
48 月	90.7	94.9	99.1	103.3	107.5	111.7	115.9
49 月	91.2	95.4	99.7	103.9	108.1	112.4	116.6
50 月	91.6	95.9	100.2	104.4	108.7	113.0	117.3

年龄	Z评分						
	-3	-2	-1	0	+1	+2	+3
51月	92.1	96.4	100.7	105.0	109.3	113.6	117.9
52月	92.5	96.9	101.2	105.6	109.9	114.2	118.6
53月	93.0	97.4	101.7	106.1	110.5	114.9	119.2
54月	93.4	97.8	102.3	106.7	111.1	115.5	119.9
55月	93.9	98.3	102.8	107.2	111.7	116.1	120.6
56月	94.3	98.8	103.3	107.8	112.3	116.7	121.2
57月	94.7	99.3	103.8	108.3	112.8	117.4	121.9
58月	95.2	99.7	104.3	108.9	113.4	118.0	122.6
59月	95.6	100.2	104.8	109.4	114.0	118.6	123.2
<60月	96.1	100.7	105.3	110.0	114.6	119.2	123.9

表7 0—2岁女孩的身长别体重 Z 评分/kg

身长/cm	Z评分						
	-3	-2	-1	0	+1	+2	+3
45.0	1.9	2.1	2.3	2.5	2.7	3.0	3.3
45.5	2.0	2.1	2.3	2.5	2.8	3.1	3.4
46.0	2.0	2.2	2.4	2.6	2.9	3.2	3.5
46.5	2.1	2.3	2.5	2.7	3.0	3.3	3.6
47.0	2.2	2.4	2.6	2.8	3.1	3.4	3.7
47.5	2.2	2.4	2.6	2.9	3.2	3.5	3.8
48.0	2.3	2.5	2.7	3.0	3.3	3.6	4.0
48.5	2.4	2.6	2.8	3.1	3.4	3.7	4.1
49.0	2.4	2.6	2.9	3.2	3.5	3.8	4.2
49.5	2.5	2.7	3.0	3.3	3.6	3.9	4.3
50.0	2.6	2.8	3.1	3.4	3.7	4.0	4.5

身长/cm	Z评分						
	-3	-2	-1	0	+1	+2	+3
50.5	2.7	2.9	3.2	3.5	3.8	4.2	4.6
51.0	2.8	3.0	3.3	3.6	3.9	4.3	4.8
51.5	2.8	3.1	3.4	3.7	4.0	4.4	4.9
52.0	2.9	3.2	3.5	3.8	4.2	4.6	5.1
52.5	3.0	3.3	3.6	3.9	4.3	4.7	5.2
53.0	3.1	3.4	3.7	4.0	4.4	4.9	5.4
53.5	3.2	3.5	3.8	4.2	4.6	5.0	5.5
54.0	3.3	3.6	3.9	4.3	4.7	5.2	5.7
54.5	3.4	3.7	4.0	4.4	4.8	5.3	5.9
55.0	3.5	3.8	4.2	4.5	5.0	5.5	6.1
55.5	3.6	3.9	4.3	4.7	5.1	5.7	6.3
56.0	3.7	4.0	4.4	4.8	5.3	5.8	6.4
56.5	3.8	4.1	4.5	5.0	5.4	6.0	6.6
57.0	3.9	4.3	4.6	5.1	5.6	6.1	6.8
57.5	4.0	4.4	4.8	5.2	5.7	6.3	7.0
58.0	4.1	4.5	4.9	5.4	5.9	6.5	7.1
58.5	4.2	4.6	5.0	5.5	6.0	6.6	7.3
59.0	4.3	4.7	5.1	5.6	6.2	6.8	7.5
59.5	4.4	4.8	5.3	5.7	6.3	6.9	7.7
60.0	4.5	4.9	5.4	5.9	6.4	7.1	7.8
60.5	4.6	5.0	5.5	6.0	6.6	7.3	8.0
61.0	4.7	5.1	5.6	6.1	6.7	7.4	8.2
61.5	4.8	5.2	5.7	6.3	6.9	7.6	8.4
62.0	4.9	5.3	5.8	6.4	7.0	7.7	8.5
62.5	5.0	5.4	5.9	6.5	7.1	7.8	8.7

身长/cm	Z评分						
	-3	-2	-1	0	+1	+2	+3
63.0	5.1	5.5	6.0	6.6	7.3	8.0	8.8
63.5	5.2	5.6	6.2	6.7	7.4	8.1	9.0
64.0	5.3	5.7	6.3	6.9	7.5	8.3	9.1
64.5	5.4	5.8	6.4	7.0	7.6	8.4	9.3
65.0	5.5	5.9	6.5	7.1	7.8	8.6	9.5
65.5	5.5	6.0	6.6	7.2	7.9	8.7	9.6
66.0	5.6	6.1	6.7	7.3	8.0	8.8	9.8
66.5	5.7	6.2	6.8	7.4	8.1	9.0	9.9
67.0	5.8	6.3	6.9	7.5	8.3	9.1	10.0
67.5	5.9	6.4	7.0	7.6	8.4	9.2	10.2
68.0	6.0	6.5	7.1	7.7	8.5	9.4	10.3
68.5	6.1	6.6	7.2	7.9	8.6	9.5	10.5
69.0	6.1	6.7	7.3	8.0	8.7	9.6	10.6
69.5	6.2	6.8	7.4	8.1	8.8	9.7	10.7
70.0	6.3	6.9	7.5	8.2	9.0	9.9	10.9
70.5	6.4	6.9	7.6	8.3	9.1	10.0	11.0
71.0	6.5	7.0	7.7	8.4	9.2	10.1	11.1
71.5	6.5	7.1	7.7	8.5	9.3	10.2	11.3
72.0	6.6	7.2	7.8	8.6	9.4	10.3	11.4
72.5	6.7	7.3	7.9	8.7	9.5	10.5	11.5
73.0	6.8	7.4	8.0	8.8	9.6	10.6	11.7
73.5	6.9	7.4	8.1	8.9	9.7	10.7	11.8
74.0	6.9	7.5	8.2	9.0	9.8	10.8	11.9
74.5	7.0	7.6	8.3	9.1	9.9	10.9	12.0
75.0	7.1	7.7	8.4	9.1	10.0	11.0	12.2

身长/cm	Z评分						
	-3	-2	-1	0	+1	+2	+3
75.5	7.1	7.8	8.5	9.2	10.1	11.1	12.3
76.0	7.2	7.8	8.5	9.3	10.2	11.2	12.4
76.5	7.3	7.9	8.6	9.4	10.3	11.4	12.5
77.0	7.4	8.0	8.7	9.5	10.4	11.5	12.6
77.5	7.4	8.1	8.8	9.6	10.5	11.6	12.8
78.0	7.5	8.2	8.9	9.7	10.6	11.7	12.9
78.5	7.6	8.2	9.0	9.8	10.7	11.8	13.0
79.0	7.7	8.3	9.1	9.9	10.8	11.9	13.1
79.5	7.7	8.4	9.1	10.0	10.9	12.0	13.3
80.0	7.8	8.5	9.2	10.1	11.0	12.1	13.4
80.5	7.9	8.6	9.3	10.2	11.2	12.3	13.5
81.0	8.0	8.7	9.4	10.3	11.3	12.4	13.7
81.5	8.1	8.8	9.5	10.4	11.4	12.5	13.8
82.0	8.1	8.8	9.6	10.5	11.5	12.6	13.9
82.5	8.2	8.9	9.7	10.6	11.6	12.8	14.1
83.0	8.3	9.0	9.8	10.7	11.8	12.9	14.2
83.5	8.4	9.1	9.9	10.9	11.9	13.1	14.4
84.0	8.5	9.2	10.1	11.0	12.0	13.2	14.5
84.5	8.6	9.3	10.2	11.1	12.1	13.3	14.7
85.0	8.7	9.4	10.3	11.2	12.3	13.5	14.9
85.5	8.8	9.5	10.4	11.3	12.4	13.6	15.0
86.0	8.9	9.7	10.5	11.5	12.6	13.8	15.2
86.5	9.0	9.8	10.6	11.6	12.7	13.9	15.4
87.0	9.1	9.9	10.7	11.7	12.8	14.1	15.5
87.5	9.2	10.0	10.9	11.8	13.0	14.2	15.7

身长/cm	Z评分						
	−3	−2	−1	0	+1	+2	+3
88.0	9.3	10.1	11.0	12.0	13.1	14.4	15.9
88.5	9.4	10.2	11.1	12.1	13.2	14.5	16.0
89.0	9.5	10.3	11.2	12.2	13.4	14.7	16.2
89.5	9.6	10.4	11.3	12.3	13.5	14.8	16.4
90.0	9.7	10.5	11.4	12.5	13.7	15.0	16.5
90.5	9.8	10.6	11.5	12.6	13.8	15.1	16.7
91.0	9.9	10.7	11.7	12.7	13.9	15.3	16.9
91.5	10.0	10.8	11.8	12.8	14.1	15.5	17.0
92.0	10.1	10.9	11.9	13.0	14.2	15.6	17.2
92.5	10.1	11.0	12.0	13.1	14.3	15.8	17.4
93.0	10.2	11.1	12.1	13.2	14.5	15.9	17.5
93.5	10.3	11.2	12.2	13.3	14.6	16.1	17.7
94.0	10.4	11.3	12.3	13.5	14.7	16.2	17.9
94.5	10.5	11.4	12.4	13.6	14.9	16.4	18.0
95.0	10.6	11.5	12.6	13.7	15.0	16.5	18.2
95.5	10.7	11.6	12.7	13.8	15.2	16.7	18.4
96.0	10.8	11.7	12.8	14.0	15.3	16.8	18.6
96.5	10.9	11.8	12.9	14.1	15.4	17.0	18.7
97.0	11.0	12.0	13.0	14.2	15.6	17.1	18.9
97.5	11.1	12.1	13.1	14.4	15.7	17.3	19.1
98.0	11.2	12.2	13.3	14.5	15.9	17.5	19.3
98.5	11.3	12.3	13.4	14.6	16.0	17.6	19.5
99.0	11.4	12.4	13.5	14.8	16.2	17.8	19.6
99.5	11.5	12.5	13.6	14.9	16.3	18.0	19.8
100.0	11.6	12.6	13.7	15.0	16.5	18.1	20.0

身长/cm	Z评分						
	−3	−2	−1	0	+1	+2	+3
100.5	11.7	12.7	13.9	15.2	16.6	18.3	20.2
101.0	11.8	12.8	14.0	15.3	16.8	18.5	20.4
101.5	11.9	13.0	14.1	15.5	17.0	18.7	20.6
102.0	12.0	13.1	14.3	15.6	17.1	18.9	20.8
102.5	12.1	13.2	14.4	15.8	17.3	19.0	21.0
103.0	12.3	13.3	14.5	15.9	17.5	19.2	21.3
103.5	12.4	13.5	14.7	16.1	17.6	19.4	21.5
104.0	12.5	13.6	14.8	16.2	17.8	19.6	21.7
104.5	12.6	13.7	15.0	16.4	18.0	19.8	21.9
105.0	12.7	13.8	15.1	16.5	18.2	20.0	22.2
105.5	12.8	14.0	15.3	16.7	18.4	20.2	22.4
106.0	13.0	14.1	15.4	16.9	18.5	20.5	22.6
106.5	13.1	14.3	15.6	17.1	18.7	20.7	22.9
107.0	13.2	14.4	15.7	17.2	18.9	20.9	23.1
107.5	13.3	14.5	15.9	17.4	19.1	21.1	23.4
108.0	13.5	14.7	16.0	17.6	19.3	21.3	23.6
108.5	13.6	14.8	16.2	17.8	19.5	21.6	23.9
109.0	13.7	15.0	16.4	18.0	19.7	21.8	24.2
109.5	13.9	15.1	16.5	18.1	20.0	22.0	24.4
110.0	14.0	15.3	16.7	18.3	20.2	22.3	24.7

表8 2—5岁女孩的身高别体重 Z评分/kg

身高/cm	Z评分						
	−3	−2	−1	0	+1	+2	+3
65.0	5.6	6.1	6.6	7.2	7.9	8.7	9.7
65.5	5.7	6.2	6.7	7.4	8.1	8.9	9.8

身高/cm	Z 评分						
	−3	−2	−1	0	+1	+2	+3
66.0	5.8	6.3	6.8	7.5	8.2	9.0	10.0
66.5	5.8	6.4	6.9	7.6	8.3	9.1	10.1
67.0	5.9	6.4	7.0	7.7	8.4	9.3	10.2
67.5	6.0	6.5	7.1	7.8	8.5	9.4	10.4
68.0	6.1	6.6	7.2	7.9	8.7	9.5	10.5
68.5	6.2	6.7	7.3	8.0	8.8	9.7	10.7
69.0	6.3	6.8	7.4	8.1	8.9	9.8	10.8
69.5	6.3	6.9	7.5	8.2	9.0	9.9	10.9
70.0	6.4	7.0	7.6	8.3	9.1	10.0	11.1
70.5	6.5	7.1	7.7	8.4	9.2	10.1	11.2
71.0	6.6	7.1	7.8	8.5	9.3	10.3	11.3
71.5	6.7	7.2	7.9	8.6	9.4	10.4	11.5
72.0	6.7	7.3	8.0	8.7	9.5	10.5	11.6
72.5	6.8	7.4	8.1	8.8	9.7	10.6	11.7
73.0	6.9	7.5	8.1	8.9	9.8	10.7	11.8
73.5	7.0	7.6	8.2	9.0	9.9	10.8	12.0
74.0	7.0	7.6	8.3	9.1	10.0	11.0	12.1
74.5	7.1	7.7	8.4	9.2	10.1	11.1	12.2
75.0	7.2	7.8	8.5	9.3	10.2	11.2	12.3
75.5	7.2	7.9	8.6	9.4	10.3	11.3	12.5
76.0	7.3	8.0	8.7	9.5	10.4	11.4	12.6
76.5	7.4	8.0	8.7	9.6	10.5	11.5	12.7
77.0	7.5	8.1	8.8	9.6	10.6	11.6	12.8
77.5	7.5	8.2	8.9	9.7	10.7	11.7	12.9
78.0	7.6	8.3	9.0	9.8	10.8	11.8	13.1

身高/cm	Z评分						
	-3	-2	-1	0	+1	+2	+3
78.5	7.7	8.4	9.1	9.9	10.9	12.0	13.2
79.0	7.8	8.4	9.2	10.0	11.0	12.1	13.3
79.5	7.8	8.5	9.3	10.1	11.1	12.2	13.4
80.0	7.9	8.6	9.4	10.2	11.2	12.3	13.6
80.5	8.0	8.7	9.5	10.3	11.3	12.4	13.7
81.0	8.1	8.8	9.6	10.4	11.4	12.6	13.9
81.5	8.2	8.9	9.7	10.6	11.6	12.7	14.0
82.0	8.3	9.0	9.8	10.7	11.7	12.8	14.1
82.5	8.4	9.1	9.9	10.8	11.8	13.0	14.3
83.0	8.5	9.2	10.0	10.9	11.9	13.1	14.5
83.5	8.5	9.3	10.1	11.0	12.1	13.3	14.6
86.5	9.1	9.9	10.8	11.8	12.9	14.2	15.6
87.0	9.2	10.0	10.9	11.9	13.0	14.3	15.8
87.5	9.3	10.1	11.0	12.0	13.2	14.5	15.9
88.0	9.4	10.2	11.1	12.1	13.3	14.6	16.1
88.5	9.5	10.3	11.2	12.3	13.4	14.8	16.3
89.0	9.6	10.4	11.4	12.4	13.6	14.9	16.4
89.5	9.7	10.5	11.5	12.5	13.7	15.1	16.6
90.0	9.8	10.6	11.6	12.6	13.8	15.2	16.8
90.5	9.9	10.7	11.7	12.8	14.0	15.4	16.9
91.0	10.0	10.9	11.8	12.9	14.1	15.5	17.1
91.5	10.1	11.0	11.9	13.0	14.3	15.7	17.3
92.0	10.2	11.1	12.0	13.1	14.4	15.8	17.4
92.5	10.3	11.2	12.1	13.3	14.5	16.0	17.6
93.0	10.4	11.3	12.3	13.4	14.7	16.1	17.8

身高/cm	Z评分						
	-3	-2	-1	0	+1	+2	+3
93.5	10.5	11.4	12.4	13.5	14.8	16.3	17.9
94.0	10.6	11.5	12.5	13.6	14.9	16.4	18.1
94.5	10.7	11.6	12.6	13.8	15.1	16.6	18.3
95.0	10.8	11.7	12.7	13.9	15.2	16.7	18.5
95.5	10.8	11.8	12.8	14.0	15.4	16.9	18.6
96.0	10.9	11.9	12.9	14.1	15.5	17.0	18.8
96.5	11.0	12.0	13.1	14.3	15.6	17.2	19.0
97.0	11.1	12.1	13.2	14.4	15.8	17.4	19.2
97.5	11.2	12.2	13.3	14.5	15.9	17.5	19.3
98.0	11.3	12.3	13.4	14.7	16.1	17.7	19.5
98.5	11.4	12.4	13.5	14.8	16.2	17.9	19.7
99.0	11.5	12.5	13.7	14.9	16.4	18.0	19.9
99.5	11.6	12.7	13.8	15.1	16.5	18.2	20.1
100.0	11.7	12.8	13.9	15.2	16.7	18.4	20.3
100.5	11.9	12.9	14.1	15.4	16.9	18.6	20.5
101.0	12.0	13.0	14.2	15.5	17.0	18.7	20.7
101.5	12.1	13.1	14.3	15.7	17.2	18.9	20.9
102.0	12.2	13.3	14.5	15.8	17.4	19.1	21.1
102.5	12.3	13.4	14.6	16.0	17.5	19.3	21.4
103.0	12.4	13.5	14.7	16.1	17.7	19.5	21.6
103.5	12.5	13.6	14.9	16.3	17.9	19.7	21.8
104.0	12.6	13.8	15.0	16.4	18.1	19.9	22.0
104.5	12.8	13.9	15.2	16.6	18.2	20.1	22.3
105.0	12.9	14.0	15.3	16.8	18.4	20.3	22.5
105.5	13.0	14.2	15.5	16.9	18.6	20.5	22.7

身高/cm	Z 评分						
	-3	-2	-1	0	+1	+2	+3
106.0	13.1	14.3	15.6	17.1	18.8	20.8	23.0
106.5	13.3	14.5	15.8	17.3	19.0	21.0	23.2
107.0	13.4	14.6	15.9	17.5	19.2	21.2	23.5
107.5	13.5	14.7	16.1	17.7	19.4	21.4	23.7
108.0	13.7	14.9	16.3	17.8	19.6	21.7	24.0
108.5	13.8	15.0	16.4	18.0	19.8	21.9	24.3
109.0	13.9	15.2	16.6	18.2	20.0	22.1	24.5
109.5	14.1	15.4	16.8	18.4	20.3	22.4	24.8
110.0	14.2	15.5	17.0	18.6	20.5	22.6	25.1
110.5	14.4	15.7	17.1	18.8	20.7	22.9	25.4
111.0	14.5	15.8	17.3	19.0	20.9	23.1	25.7
111.5	14.7	16.0	17.5	19.2	21.2	23.4	26.0
112.0	14.8	16.2	17.7	19.4	21.4	23.6	26.2
112.5	15.0	16.3	17.9	19.6	21.6	23.9	26.5
113.0	15.1	16.5	18.0	19.8	21.8	24.2	26.8
113.5	15.3	16.7	18.2	20.0	22.1	24.4	27.1
114.0	15.4	16.8	18.4	20.2	22.3	24.7	27.4
114.5	15.6	17.0	18.6	20.5	22.6	25.0	27.8
115.0	15.7	17.2	18.8	20.7	22.8	25.2	28.1
115.5	15.9	17.3	19.0	20.9	23.0	25.5	28.4
116.0	16.0	17.5	19.2	21.1	23.3	25.8	28.7
116.5	16.2	17.7	19.4	21.3	23.5	26.1	29.0
117.0	16.3	17.8	19.6	21.5	23.8	26.3	29.3
117.5	16.5	18.0	19.8	21.7	24.0	26.6	29.6
118.0	16.6	18.2	19.9	22.0	24.2	26.9	29.9

身高/cm	Z 评分						
	−3	−2	−1	0	+1	+2	+3
118.5	16.8	18.4	20.1	22.2	24.5	27.2	30.3
119.0	16.9	18.5	20.3	22.4	24.7	27.4	30.6
119.5	17.1	18.7	20.5	22.6	25.0	27.7	30.9
120.0	17.3	18.9	20.7	22.8	25.2	28.0	31.2

表 9　0—2 岁男孩的身长别体重 Z 评分/kg

身长/cm	Z 评分						
	−3	−2	−1	0	+1	+2	+3
45.0	1.9	2.0	2.2	2.4	2.7	3.0	3.3
45.5	1.9	2.1	2.3	2.5	2.8	3.1	3.4
46.0	2.0	2.2	2.4	2.6	2.9	3.1	3.5
46.5	2.1	2.3	2.5	2.7	3.0	3.2	3.6
47.0	2.1	2.3	2.5	2.8	3.0	3.3	3.7
47.5	2.2	2.4	2.6	2.9	3.1	3.4	3.8
48.0	2.3	2.5	2.7	2.9	3.2	3.6	3.9
48.5	2.3	2.6	2.8	3.0	3.3	3.7	4.0
49.0	2.4	2.6	2.9	3.1	3.4	3.8	4.2
49.5	2.5	2.7	3.0	3.2	3.5	3.9	4.3
50.0	2.6	2.8	3.0	3.3	3.6	4.0	4.4
50.5	2.7	2.9	3.1	3.4	3.8	4.1	4.5
51.0	2.7	3.0	3.2	3.5	3.9	4.2	4.7
51.5	2.8	3.1	3.3	3.6	4.0	4.4	4.8
52.0	2.9	3.2	3.5	3.8	4.1	4.5	5.0
52.5	3.0	3.3	3.6	3.9	4.2	4.6	5.1
53.0	3.1	3.4	3.7	4.0	4.4	4.8	5.3

身长/cm	Z评分						
	−3	−2	−1	0	+1	+2	+3
53.5	3.2	3.5	3.8	4.1	4.5	4.9	5.4
54.0	3.3	3.6	3.9	4.3	4.7	5.1	5.6
54.5	3.4	3.7	4.0	4.4	4.8	5.3	5.8
55.0	3.6	3.8	4.2	4.5	5.0	5.4	6.0
55.5	3.7	4.0	4.3	4.7	5.1	5.6	6.1
56.0	3.8	4.1	4.4	4.8	5.3	5.8	6.3
56.5	3.9	4.2	4.6	5.0	5.4	5.9	6.5
57.0	4.0	4.3	4.7	5.1	5.6	6.1	6.7
57.5	4.1	4.5	4.9	5.3	5.7	6.3	6.9
58.0	4.3	4.6	5.0	5.4	5.9	6.4	7.1
58.5	4.4	4.7	5.1	5.6	6.1	6.6	7.2
59.0	4.5	4.8	5.3	5.7	6.2	6.8	7.4
59.5	4.6	5.0	5.4	5.9	6.4	7.0	7.6
60.0	4.7	5.1	5.5	6.0	6.5	7.1	7.8
60.5	4.8	5.2	5.6	6.1	6.7	7.3	8.0
61.0	4.9	5.3	5.8	6.3	6.8	7.4	8.1
61.5	5.0	5.4	5.9	6.4	7.0	7.6	8.3
62.0	5.1	5.6	6.0	6.5	7.1	7.7	8.5
62.5	5.2	5.7	6.1	6.7	7.2	7.9	8.6
63.0	5.3	5.8	6.2	6.8	7.4	8.0	8.8
63.5	5.4	5.9	6.4	6.9	7.5	8.2	8.9
78.5	8.0	8.7	9.4	10.2	11.1	12.1	13.2
79.0	8.1	8.7	9.5	10.3	11.2	12.2	13.3
79.5	8.2	8.8	9.5	10.4	11.3	12.3	13.4
80.0	8.2	8.9	9.6	10.4	11.4	12.4	13.6

身长/cm	Z评分						
	−3	−2	−1	0	+1	+2	+3
80.5	8.3	9.0	9.7	10.5	11.5	12.5	13.7
81.0	8.4	9.1	9.8	10.6	11.6	12.6	13.8
81.5	8.5	9.1	9.9	10.7	11.7	12.7	13.9
82.0	8.5	9.2	10.0	10.8	11.8	12.8	14.0
82.5	8.6	9.3	10.1	10.9	11.9	13.0	14.2
83.0	8.7	9.4	10.2	11.0	12.0	13.1	14.3
83.5	8.8	9.5	10.3	11.2	12.1	13.2	14.4
84.0	8.9	9.6	10.4	11.3	12.2	13.3	14.6
84.5	9.0	9.7	10.5	11.4	12.4	13.5	14.7
85.0	9.1	9.8	10.6	11.5	12.5	13.6	14.9
85.5	9.2	9.9	10.7	11.6	12.6	13.7	15.0
86.0	9.3	10.0	10.8	11.7	12.8	13.9	15.2
86.5	9.4	10.1	11.0	11.9	12.9	14.0	15.3
87.0	9.5	10.2	11.1	12.0	13.0	14.2	15.5
87.5	9.6	10.4	11.2	12.1	13.2	14.3	15.6
88.0	9.7	10.5	11.3	12.2	13.3	14.5	15.8
88.5	9.8	10.6	11.4	12.4	13.4	14.6	15.9
89.0	9.9	10.7	11.5	12.5	13.5	14.7	16.1
89.5	10.0	10.8	11.6	12.6	13.7	14.9	16.2
90.0	10.1	10.9	11.8	12.7	13.8	15.0	16.4
90.5	10.2	11.0	11.9	12.8	13.9	15.1	16.5
91.0	10.3	11.1	12.0	13.0	14.1	15.3	16.7
91.5	10.4	11.2	12.1	13.1	14.2	15.4	16.8
92.0	10.5	11.3	12.2	13.2	14.3	15.6	17.0
92.5	10.6	11.4	12.3	13.3	14.4	15.7	17.1

身长/cm	Z评分						
	-3	-2	-1	0	+1	+2	+3
93.0	10.7	11.5	12.4	13.4	14.6	15.8	17.3
93.5	10.7	11.6	12.5	13.5	14.7	16.0	17.4
94.0	10.8	11.7	12.6	13.7	14.8	16.1	17.6
94.5	10.9	11.8	12.7	13.8	14.9	16.3	17.7
95.0	11.0	11.9	12.8	13.9	15.1	16.4	17.9
95.5	11.1	12.0	12.9	14.0	15.2	16.5	18.0
96.0	11.2	12.1	13.1	14.1	15.3	16.7	18.2
96.5	11.3	12.2	13.2	14.3	15.5	16.8	18.4
97.0	11.4	12.3	13.3	14.4	15.6	17.0	18.5
97.5	11.5	12.4	13.4	14.5	15.7	17.1	18.7
98.0	11.6	12.5	13.5	14.6	15.9	17.3	18.9
98.5	11.7	12.6	13.6	14.8	16.0	17.5	19.1
99.0	11.8	12.7	13.7	14.9	16.2	17.6	19.2
99.5	11.9	12.8	13.9	15.0	16.3	17.8	19.4
100.0	12.0	12.9	14.0	15.2	16.5	18.0	19.6
100.5	12.1	13.0	14.1	15.3	16.6	18.1	19.8
101.0	12.2	13.2	14.2	15.4	16.8	18.3	20.0
101.5	12.3	13.3	14.4	15.6	16.9	18.5	20.2
102.0	12.4	13.4	14.5	15.7	17.1	18.7	20.4
102.5	12.5	13.5	14.6	15.9	17.3	18.8	20.6
103.0	12.6	13.6	14.8	16.0	17.4	19.0	20.8
103.5	12.7	13.7	14.9	16.2	17.6	19.2	21.0
104.0	12.8	13.9	15.0	16.3	17.8	19.4	21.2
104.5	12.9	14.0	15.2	16.5	17.9	19.6	21.5
105.0	13.0	14.1	15.3	16.6	18.1	19.8	21.7

身长/cm	Z评分						
	−3	−2	−1	0	+1	+2	+3
105.5	13.2	14.2	15.4	16.8	18.3	20.0	21.9
106.0	13.3	14.4	15.6	16.9	18.5	20.2	22.1
106.5	13.4	14.5	15.7	17.1	18.6	20.4	22.4
107.0	13.5	14.6	15.9	17.3	18.8	20.6	22.6
107.5	13.6	14.7	16.0	17.4	19.0	20.8	22.8
108.0	13.7	14.9	16.2	17.6	19.2	21.0	23.1
108.5	13.8	15.0	16.3	17.8	19.4	21.2	23.3
109.0	14.0	15.1	16.5	17.9	19.6	21.4	23.6
109.5	14.1	15.3	16.6	18.1	19.8	21.7	23.8
110.0	14.2	15.4	16.8	18.3	20.0	21.9	24.1

表 10　2—5岁男孩的身高别体重 Z 评分/kg

身高/cm	Z评分						
	−3	−2	−1	0	+1	+2	+3
65.0	5.9	6.3	6.9	7.4	8.1	8.8	9.6
65.5	6.0	6.4	7.0	7.6	8.2	8.9	9.8
66.0	6.1	6.5	7.1	7.7	8.3	9.1	9.9
66.5	6.1	6.6	7.2	7.8	8.5	9.2	10.1
67.0	6.2	6.7	7.3	7.9	8.6	9.4	10.2
67.5	6.3	6.8	7.4	8.0	8.7	9.5	10.4
68.0	6.4	6.9	7.5	8.1	8.8	9.6	10.5
68.5	6.5	7.0	7.6	8.2	9.0	9.8	10.7
69.0	6.6	7.1	7.7	8.4	9.1	9.9	10.8
69.5	6.7	7.2	7.8	8.5	9.2	10.0	11.0
70.0	6.8	7.3	7.9	8.6	9.3	10.2	11.1

身高/cm	Z 评分						
	−3	−2	−1	0	+1	+2	+3
70.5	6.9	7.4	8.0	8.7	9.5	10.3	11.3
71.0	6.9	7.5	8.1	8.8	9.6	10.4	11.4
71.5	7.0	7.6	8.2	8.9	9.7	10.6	11.6
72.0	7.1	7.7	8.3	9.0	9.8	10.7	11.7
72.5	7.2	7.8	8.4	9.1	9.9	10.8	11.8
73.0	7.3	7.9	8.5	9.2	10.0	11.0	12.0
73.5	7.4	7.9	8.6	9.3	10.2	11.1	12.1
74.0	7.4	8.0	8.7	9.4	10.3	11.2	12.2
74.5	7.5	8.1	8.8	9.5	10.4	11.3	12.4
75.0	7.6	8.2	8.9	9.6	10.5	11.4	12.5
75.5	7.7	8.3	9.0	9.7	10.6	11.6	12.6
76.0	7.7	8.4	9.1	9.8	10.7	11.7	12.8
76.5	7.8	8.5	9.2	9.9	10.8	11.8	12.9
77.0	7.9	8.5	9.2	10.0	10.9	11.9	13.0
77.5	8.0	8.6	9.3	10.1	11.0	12.0	13.1
78.0	8.0	8.7	9.4	10.2	11.1	12.1	13.3
78.5	8.1	8.8	9.5	10.3	11.2	12.2	13.4
79.0	8.2	8.8	9.6	10.4	11.3	12.3	13.5
79.5	8.3	8.9	9.7	10.5	11.4	12.4	13.6
80.0	8.3	9.0	9.7	10.6	11.5	12.6	13.7
80.5	8.4	9.1	9.8	10.7	11.6	12.7	13.8
81.0	8.5	9.2	9.9	10.8	11.7	12.8	14.0
81.5	8.6	9.3	10.0	10.9	11.8	12.9	14.1
82.5	8.7	9.4	10.2	11.1	12.1	13.1	14.4
83.0	8.8	9.5	10.3	11.2	12.2	13.3	14.5

身高/cm	Z 评分						
	−3	−2	−1	0	+1	+2	+3
94.0	11.0	11.8	12.8	13.8	15.0	16.3	17.8
94.5	11.1	11.9	12.9	13.9	15.1	16.5	17.9
95.0	11.1	12.0	13.0	14.1	15.3	16.6	18.1
95.5	11.2	12.1	13.1	14.2	15.4	16.7	18.3
96.0	11.3	12.2	13.2	14.3	15.5	16.9	18.4
96.5	11.4	12.3	13.3	14.4	15.7	17.0	18.6
97.0	11.5	12.4	13.4	14.6	15.8	17.2	18.8
97.5	11.6	12.5	13.6	14.7	15.9	17.4	18.9
98.0	11.7	12.6	13.7	14.8	16.1	17.5	19.1
98.5	11.8	12.8	13.8	14.9	16.2	17.7	19.3
99.0	11.9	12.9	13.9	15.1	16.4	17.9	19.5
99.5	12.0	13.0	14.0	15.2	16.5	18.0	19.7
100.0	12.1	13.1	14.2	15.4	16.7	18.2	19.9
100.5	12.2	13.2	14.3	15.5	16.9	18.4	20.1
101.0	12.3	13.3	14.4	15.6	17.0	18.5	20.3
101.5	12.4	13.4	14.5	15.8	17.2	18.7	20.5
102.0	12.5	13.6	14.7	15.9	17.3	18.9	20.7
102.5	12.6	13.7	14.8	16.1	17.5	19.1	20.9
103.0	12.8	13.8	14.9	16.2	17.7	19.3	21.1
103.5	12.9	13.9	15.1	16.4	17.8	19.5	21.3
104.0	13.0	14.0	15.2	16.5	18.0	19.7	21.6
104.5	13.1	14.2	15.4	16.7	18.2	19.9	21.8
105.0	13.2	14.3	15.5	16.8	18.4	20.1	22.0
105.5	13.3	14.4	15.6	17.0	18.5	20.3	22.2
106.0	13.4	14.5	15.8	17.2	18.7	20.5	22.5

身高/cm	Z 评分						
	−3	−2	−1	0	+1	+2	+3
106.5	13.5	14.7	15.9	17.3	18.9	20.7	22.7
107.0	13.7	14.8	16.1	17.5	19.1	20.9	22.9
107.5	13.8	14.9	16.2	17.7	19.3	21.1	23.2
108.0	13.9	15.1	16.4	17.8	19.5	21.3	23.4
108.5	14.0	15.2	16.5	18.0	19.7	21.5	23.7
109.0	14.1	15.3	16.7	18.2	19.8	21.8	23.9
109.5	14.3	15.5	16.8	18.3	20.0	22.0	24.2
110.0	14.4	15.6	17.0	18.5	20.2	22.2	24.4
110.5	14.5	15.8	17.1	18.7	20.4	22.4	24.7
111.0	14.6	15.9	17.3	18.9	20.7	22.7	25.0
111.5	14.8	16.0	17.5	19.1	20.9	22.9	25.2
112.0	14.9	16.2	17.6	19.2	21.1	23.1	25.5
112.5	15.0	16.3	17.8	19.4	21.3	23.4	25.8
113.0	15.2	16.5	18.0	19.6	21.5	23.6	26.0
113.5	15.3	16.6	18.1	19.8	21.7	23.9	26.3
114.0	15.4	16.8	18.3	20.0	21.9	24.1	26.6
114.5	15.6	16.9	18.5	20.2	22.1	24.4	26.9
115.0	15.7	17.1	18.6	20.4	22.4	24.6	27.2
115.5	15.8	17.2	18.8	20.6	22.6	24.9	27.5
116.0	16.0	17.4	19.0	20.8	22.8	25.1	27.8
116.5	16.1	17.5	19.2	21.0	23.0	25.4	28.0
117.0	16.2	17.7	19.3	21.2	23.3	25.6	28.3
117.5	16.4	17.9	19.5	21.4	23.5	25.9	28.6
118.0	16.5	18.0	19.7	21.6	23.7	26.1	28.9
118.5	16.7	18.2	19.9	21.8	23.9	26.4	29.2

身高/cm	Z 评分						
	-3	-2	-1	0	+1	+2	+3
119.0	16.8	18.3	20.0	22.0	24.1	26.6	29.5
119.5	16.9	18.5	20.2	22.2	24.4	26.9	29.8
120.0	17.1	18.6	20.4	22.4	24.6	27.2	30.1